浙江省药学会 安全用药系列科普读物

# 女性用药安全指南

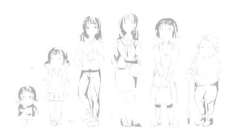

主　审◎王志安

主　编◎王建平　蔡田恬　张奕航

ZHEJIANG UNIVERSITY PRESS
浙江大学出版社
·杭州·

图书在版编目（CIP）数据

女性用药安全指南 / 王建平，蔡田恬，张奕航主编. — 杭州 ：
浙江大学出版社，2023.7
ISBN 978-7-308-23984-4

Ⅰ．①女… Ⅱ．①王… ②蔡… ③张… Ⅲ．①妇产科
病－用药法－指南 Ⅳ．①R452-62

中国国家版本馆CIP数据核字(2023)第120117号

**女性用药安全指南**

王建平　蔡田恬　张奕航　主编

| | |
|---|---|
| **责任编辑** | 金　蕾 |
| **责任校对** | 张凌静 |
| **封面设计** | 北京春天 |
| **出版发行** | 浙江大学出版社 |
| | （杭州市天目山路148号　　邮政编码　310007） |
| | （网址：http://www.zjupress.com） |
| **排　　版** | 杭州林智广告有限公司 |
| **印　　刷** | 杭州宏雅印刷有限公司 |
| **开　　本** | 710mm×1000mm　1/16 |
| **印　　张** | 13.75 |
| **字　　数** | 220千 |
| **版 印 次** | 2023年7月第1版　2023年7月第1次印刷 |
| **书　　号** | ISBN 978-7-308-23984-4 |
| **定　　价** | 92.00元 |

# 《女性用药安全指南》
## 编委会

主　审：王志安

主　编：王建平　蔡田恬　张奕航

副主编：范　婷　周　颖　翁娅韵

　　　　张培钰　张思婷　金靓燕

编　委（按姓氏笔画排序）：

王建平　浙江省中医院

吴巧爱　浙江大学医学院附属妇产科医院

张思婷　浙江省中医院

张奕航　华东医药股份有限公司

张培钰　浙江省中医院

陈琼颖　浙江省中医院

范　婷　浙江省中医院

金　蕴　浙江大学医学院附属妇产科医院

金靓燕　浙江中医药大学附属西溪医院

周　颖　浙江省中医院

周霞青　浙江省中医院

俞家炜　浙江省中医院

翁娅韵　浙江省中医院

蔡田恬　浙江省中医院

颜星星　浙江省中医院

学术指导：谢升阳　王玮琴　施　政　郑彩虹

# 序

　　国家统计局2021年发布的《中国妇女发展纲要（2011—2020年）》终期统计监测报告显示：10年间，我国妇女的社会地位得到显著提高，促进男女平等和妇女全面发展取得了历史性的新成就，妇女的获得感、幸福感、安全感显著增强，女性人均预期寿命从2010年的77.37岁提高到2020年的80.88岁，比世界女性的平均水平高4岁。习近平主席指出"发展离不开妇女，发展要惠及包括妇女在内的全体人民"①。然而，随着社会的日益发展以及生活节奏的不断加快，女性在职场、家庭中面临的压力与日俱增，导致很多女性处于亚健康状态，或多或少会受到一些妇女常见病、慢性病的困扰。

　　习近平总书记在党的二十大报告中强调，要"推进健康中国建设"，"把保障人民健康放在优先发展的战略位置，完善人民健康促进政策"②。过去，很多女性对隐私问题讳莫如深。如今，随着国家妇女事业的不断发展，女性不再将妇科疾病当成洪水猛兽、"丢人"的疾病，基本能够积极就诊。但结合多年医疗卫生工作的实践，不难发现很多女性对自身疾病的认识存在偏差，对治疗手段一知半解，用药的依从性不高，相关的科普工作任重而道远。

---

① 摘自习近平的《促进妇女全面发展　共建共享美好世界——在全球妇女峰会上的讲话》（2015年9月27日，美国纽约）。
② 摘自《中国共产党第二十次全国代表大会文件汇编》。

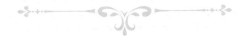

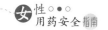

　　2021年9月，国家卫生健康委员会与浙江省政府签订了《关于支持浙江省卫生健康领域高质量发展建设共同富裕示范区的合作协议》。作为医药大省，浙江省在遵循国家"十四五"规划目标远景的基础之上，积极推进医疗改革，在卫生健康事业的发展上迈入新征程。

　　作为在药学界一直致力于服务广大药师朋友的浙江省药学会，我们也深刻认识到药学科普在医疗诊治中的积极作用，尤其是之前已经出版的《家庭用药安全指南》《儿童用药安全指南》等安全用药系列科普书已经在社会上取得较好的反响。因此，当浙江省中医院药师团队希望再度牵手浙江省内多家知名医院的药师，从他们宝贵的工作经验中总结女性面临的疾病、疾病的特征及存在的用药误区，以更好地服务广大女性朋友的时候，浙江省药学会举全力支持，愿意且乐意为这个有想法、有态度的药师科普团队搭建平台。

　　女性能顶半边天，谨以此书献给每一位爱自己或是被爱的女性，也希望这本集数位编者心血的《女性用药安全指南》能够解开您心中的不解之处。

浙江省药学会副理事长兼秘书长

2023年4月18日

# 前　言

　　一直以来，我们都有一个想法：我们要实现医院药师的真正价值。很多时候，忙碌而重复的工作，让我们无法静心思考。2019年1月，我们筹划1年之久的《家庭用药安全指南》出版，获得了广泛的好评。当读者对我们说"原来药品不能贴着冰箱壁摆放""原来吞服泡腾片的危害那么大""每次关于药品方面的知识，我拿不准主意时都会去翻书"，我们觉得"医院药师"是有用的。这更坚定我们对科普的坚持，也让我们对完成系列科普丛书充满憧憬。

　　根据日常工作的经验和大量的患者调查，我们发现儿童和妇女的用药安全受到大家的高度关注。因此，编委会马不停蹄地拟大纲，召开筹备会，邀请专家指导，不断打磨相应书稿。2021年11月，《儿童用药安全指南》出版，而后该书在农家书屋销售近9000册。无疑，这是对编委们的高度肯定。我们也不忘科普工作的初心，通过浙江省药学会"情系大凉山，科普下基层"的系列活动，分两次将200本《儿童用药安全指南》送去大凉山和广西少数民族少年儿童的手上，希望能为偏远地区的健康事业发展贡献力量，促进合理用药工作在边远民族地区生根开花。继《儿童用药安全指南》一书后，我们几个聚在一起觉得讲完娃的事了，就应该关爱一下我们女人自己，随后立刻启动《女性用药安全指南》的编撰，于是历经2年多，改稿数十次，终于拿出令人满意的成果。

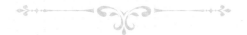

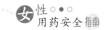

为什么这本书如此艰难？因为自2020年新型冠状病毒肺炎疫情暴发以来，没有一位医务工作者可以置身事外。他们或是外出支援，舍下家庭，离开自己熟悉的领域，加入一次次不知归途何时的抗疫活动中；或是留院分担逆行者们留下的日常工作，不断承担高强度、高负荷的挑战。在这段艰辛的岁月里，我们深感开展科普工作的难度越来越大：一是大家在经历此次疫情的过程中对健康养生的意识越来越强烈，而提供这些知识的途径繁多，如何在万花丛中让人一眼看见，真的很难；二是疫情防控期间站出来说话的专家实在太多，专家的意见又与现实有偏差，这就造成"专家"说的话不受欢迎了。那么，这本书到底要怎么写才会让人看得见、入得了人心呢？我们想，除了专业，还要用心，用我们的心去体会读者的所需，才能写出她们想看的。

在这次编写的过程中，有几位女性编委经历了不少事：有的升级做了妈妈，有的开启了二孩生活，也有的经历了子宫内膜息肉摘除这样的手术。这也让编写工作延时拖沓了不少，同时让我们更深地体会到，在太多的时候我们都忽略了自己女性的一面。古人有云：妇人之病，比之男子十倍难疗。在这个信息发达的社会，其实不缺乏专家意见，但在迷茫的时候，我们需要一根"定海神针"来稳住紊乱的心绪。希望这本《女性用药安全指南》可以在女性还没遇到问题的时候先在心里播下一个希望的种子，在遇到这些疾病或用药困扰的时候，这本书可以成为女性内心的"定海神针"。

女性的一生要经历多个阶段，包括牙牙学语的儿童期、青春肆意的少女期、小心谨慎的备孕期、喜悦与不适并存的妊娠期、初为人母的哺乳期以及垂垂老去的更年期等，每个阶段的女性都有着不同的生理特点及特定的健康问题。本书围绕女性的各个生理阶段，用

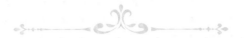

通俗易懂的语言，系统地介绍了各阶段的常见疾病及其治疗中的注意事项，并对用药问题进行深入解析，同时也补充了一些讨论度比较高的问题答疑。《备急千金要方》中有著："古今斯方，先妇人小儿，而后丈夫耆老者，则是崇本之义也。"感谢能给自己多一份关怀的你看见了这本书，希望你能在这本书里寻找到对你有用的帮助，同时也能感受到我们和你之间的惺惺相惜。

编者

2023 年 4 月 18 日

# 目 录

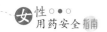

Contents

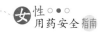

Contents

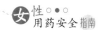

Contents

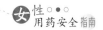

Contents

# 第7章 认识常见的妇科疾病

Contents

# 第1章

# 儿童期

女性用药安全指南

# 1.1 如何对女童进行阴部护理？

与男童相比，女童的私处呈开放式，更容易受到病原体的感染，因此，女童的私处需要被护理得更加细致。但是在现实中，很多家长在为女童进行私处护理时会面临很多问题，常常感到束手无策。比如，发现女童的阴唇红肿，有少量的血性分泌物，该怎么处理？能用沐浴露给女童清洗私处吗？下面，我们来仔细聊聊关于女童私处护理的那些事。

## 1.1.1 女童阴部常见的2种正常的生理情况

（1）假月经

部分女婴出生后的阴道流出血性分泌物，量少且持续时间较短，类似于成年女性的月经，也就是"假月经"现象。发生这种现象的主要原因是：女性胎儿的阴道及子宫内膜受母体妊娠末期雌激素的影响，与女性排卵前的情况相似；出生后，母体的雌激素影响中断，从而导致女性胎儿的子宫内膜脱落、出血。这是正常现象，一般在出生4～6天后便会自行消失，一般无须处理，做好日常护理即可。

（2）外阴肿胀、粘连及有分泌物

同样，女婴出生后短时间内由于受母亲妊娠末期雌激素的影响还未消失，所以刚出生的女婴的大阴唇和阴蒂看起来发红、肿胀，还可能会有白色黏稠或透明的分泌物，这都是属于正常现象。

阴唇粘连通常发生于出生后3个月到6岁。一些有小阴唇粘连的女童没有任何症状，但是有的会感到会阴部疼痛、排尿困难或者发生频繁的尿路感染。如果女童在排尿或排尿后出现不舒服、经常抓挠私处、排尿后依旧在滴尿的情况，就需要考虑阴唇粘连的可能。暂时还不能确定阴唇粘连的具体原因，一般认为是因女童缺乏雌激素以及受各种外界刺激（包括纸尿裤、感染、洗液等）所致。

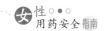

**如果发现女童的阴唇粘连，怎么办？**

随着女童的性腺发育成熟，体内雌激素水平升高，大多数粘连会自行恢复，但自然缓解的时间因人而异，有的在6岁以前，有的也可能较晚，甚至持续到青春期。我们应该根据粘连的严重程度（图1.1）决定是否进行治疗，千万不要自己强行分离，以免造成女童的黏膜受损，进而引发炎症。

（1）轻度：粘连没有掩盖阴道口。建议继续观察阴唇的情况，当出现粘连加重或者有症状时再进行治疗。

（2）中度：粘连掩盖阴道口的下部。建议外用润肤剂(如凡士林)，并用轻柔的手法分离，每天两次，切忌强行分离。

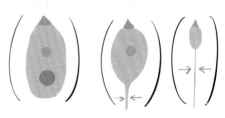

正常情况　　部分粘连　　完全粘连

图 1.1　阴唇粘连的分类

（3）重度：粘连掩盖了阴道口，通常也掩盖了尿道口。这样的粘连影响正常的阴道分泌物的排出和排尿。建议在专业医生开具处方后，在粘连处涂抹外用雌激素软膏，每天两次，直到粘连解除。务必遵医嘱，不可盲目进行治疗。

除上述情况外，若发现女童出现以下任何一种或多种情况，都应尽早选择就医治疗，以免耽误病情：

（1）"假月经"期间，出血量较多或者分泌物有异味。

（2）阴道的血性分泌物在出生6周以后仍未消失。

（3）私处有不明原因的红肿、流血或伤痕。

（4）女童的大腿根部有异常包块。

## 1.1.2 女童日常阴部清洁的注意点

（1）及时清洗

女童的生殖器官具有特殊性，在大小便之后或者定期换尿布时需及时清洁，尤其要注意外阴部清洗（不要强行掰开阴道的粘连处进行清洗），避免交叉感染。

（2）清洗用具

给女童清洗私处时，出生前几周仅准备干净专用的软毛巾，使用35～38℃的干净温水清洗即可；不要使用含有酒精、皂基等刺激成分的清洁剂，避免过度清洗。

（3）清洗方法

清洗时，不要直接坐洗，而要用抱洗的方式，先从中间向两边清洗小阴唇，再按照从前往后的顺序清洗阴部和肛门，不要来回擦，最后将大腿根缝隙中的水分擦干。全程需要手法温柔。

等女童长大一些后，如需使用沐浴产品，建议选择温和、无刺激性和有特殊成分的沐浴液。此外，不建议直接将沐浴产品涂抹在女童身上。建议先将沐浴产品揉搓起泡之后再给女童沐浴，最后用清水冲洗干净。

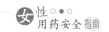

# 1.2 女童性早熟，你了解吗？

当今，孩子的性早熟已是一个被高度关注的问题。如何尽早发现性早熟以及性早熟该如何预防和治疗，日益受到家长们的关注。有数据显示，我国6～18岁少年儿童性早熟的发病率约为0.43%，约有50多万孩子面临性早熟，其中，女童的发病率远高于男童。

## 1.2.1 性早熟的分类

性早熟主要有中枢性性早熟和周围性性早熟两种，而女孩中80%～90%为不明原因的特发性中枢性性早熟。

中枢性性早熟和周围性性早熟的区别在于下丘脑是否被激活。青春期时，下丘脑分泌促性腺激素释放激素，刺激了身体发育成熟。如果下丘脑没有被激活，只是由于环境因素导致体内激素水平升高，孩子虽然出现第二性征，但整条性腺轴未被激活，无性功能成熟，一般认为是周围性性早熟。而一旦性腺轴被提前激活，孩子的内源性性激素水平升高，出现第二性征（即乳房和阴毛相继成熟，表现为与年龄不匹配的身高生长加速、骨龄超前等），这就属于中枢性性早熟，意味着孩子从里到外都"熟"了。

中枢性性早熟多是由中枢神经系统肿瘤（如下丘脑、垂体肿瘤）或其他中枢神经系统器质性病变引起的，也可以由周围性性早熟转化而来。因此，一旦发现，必须去专科就诊，接受专业的评估、治疗。

## 1.2.2 如何判断性早熟?

当女童出现下列症状时,提示女童有性早熟的可能,须引起重视。

(1)乳房发育,有乳核形成,局部隆起成小丘,同时,乳头、乳晕渐增大。

(2)内、外生殖器发育增大,小阴唇有色素沉着。

(3)阴道出现白色分泌物,同时伴有皮下脂肪重新分布。

(4)出现阴毛、腋毛。

(5)初潮年龄提前,并可能有排卵的月经。

## 1.2.3 如何预防性早熟?

(1)克服环境污染

应尽量减少或避免孩子长时间使用一次性的塑料制品,并杜绝进食各种存在严重农药残留或含有雌激素活性的食物,从而减少环境因素对内分泌系统造成的影响。

(2)饮食

粗茶淡饭、家常便饭即可,适当摄入肉、蛋、奶,不吃反季节的瓜果蔬菜,饮食讲究荤素搭配,不挑食。

(3)增加体育锻炼

肥胖会增加性早熟发生的概率,而肥胖与体育锻炼的时间成反比,建议逐步延长孩子的运动时间,而不是一次性增加小时数;当没有额外的固定运动时间时,可以爬楼梯、出行路上快步行走、看电视时做伸展运动等。

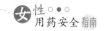
（4）避免光污染

督促孩子减少使用手机、电视、电脑等电子产品的频率，尽早熄灯，早睡早起。反之可能引发儿童性早熟，这主要是由于电子产品的强光照可导致褪黑激素水平降低，尤其是在夜晚，从而诱发性早熟。

（5）改善家庭养育环境

有研究表明，女孩月经初潮的时间与家庭早期的不利环境有关，包括家庭冲突、父亲缺位和消极养育等，因此，需要家长一起努力营造温馨的家庭氛围，使孩子在健康的家庭氛围中成长。

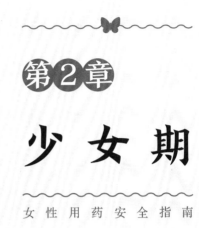

# 第2章

# 少女期

女性用药安全指南

# 2.1 宫颈癌的筛查和预防，你了解吗？

子宫颈癌简称为宫颈癌，是发生在女性子宫颈部位的恶性肿瘤，是女性常见的恶性肿瘤之一，其发病率在中国女性恶性肿瘤中仅次于乳腺癌。在我国，每年新增的宫颈癌病例约有14万例，死亡约有4万例。我国是全世界宫颈癌发病率最高的国家之一。近年来，尽管宫颈癌的发病率呈年轻化趋势，中老年女性仍然是宫颈癌的高发人群。根据流行病学研究显示：城市女性的宫颈癌发病率在45岁达高峰后缓慢下降，农村妇女的宫颈癌发病率在55岁左右出现峰值。

## 2.1.1 宫颈癌是由什么引起的？

宫颈癌的发生是个缓慢的过程，目前已明确高危型人乳头瘤病毒（human papilloma virus，HPV）的持续感染是引起宫颈癌的主要病因。至今已发现的HPV型别有200多种，其中有13种为引起子宫颈癌的HPV高危型，性接触是HPV最主要的感染途径。与没有感染HPV病毒的女性相比，HPV感染者患子宫颈癌的危险性比未感染者高几十倍甚至几百倍。需要注意的是，并非所有的HPV感染者都会引发宫颈癌，大部分女性感染HPV后可以自然消退，一般自然被清除的时间是7～12个月，只有极少数高危型HPV持续感染，才会导致宫颈癌或癌前病变。

## 2.1.2 与宫颈癌有关的危险因素有哪些？

（1）不良性行为：性生活年龄过早，有多个性伴侣，或有高危性伴侣（如性伴侣有多个性伴侣或已知性伴侣存在HPV感染）。

（2）生殖道感染：如生殖器疱疹病毒感染，支原体、衣原体感染，人免

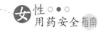

疫缺陷病毒感染。

（3）经期及分娩：女性经期的生殖系统的抵御能力明显下降，经期本就是感染性疾病的好发期，经期延长、经期卫生习惯不良等情况更是增加了子宫颈病变的可能；妊娠期、产褥期也是女性抵御疾病能力较差的阶段，早育或多产造成的产道损伤也有可能成为子宫颈疾病的易发因素。

此外，吸烟，吸毒，营养不良，长期口服避孕药，器官移植后的免疫抑制药物使用，长期慢性宫颈炎或宫颈癌前病变未得到治疗及随访，有外阴或阴道鳞状上皮内瘤变或癌症病史等也有可能成为引发宫颈癌的危险因素。

## 2.1.3 宫颈癌的症状有哪些？

宫颈癌及癌前病变的早期可以没有症状，这也是需要定期进行宫颈癌筛查的重要原因。最初的症状可以出现不规则阴道出血，接触性阴道出血，绝经后阴道出血，一些女性会有水样、黏液样或者有难闻气息的阴道分泌物，有可能被误认为阴道炎或宫颈炎。晚期可表现为骨盆疼痛、腰背痛、下肢水肿、血尿、便血等临床症状。

## 2.1.4 宫颈癌的筛查方法有哪些？

筛查宫颈癌能检出宫颈癌前病变和早期宫颈癌，主要的检测手段有：宫颈细胞学检查，包括宫颈涂片和宫颈薄层液基细胞学检查（thinprep cytologic test, TCT）；高危型HPV检测。HPV检测联合TCT更有利于提高筛查效率；如有疑似时，可结合阴道镜检查或影像学检查（如盆腹腔的超声、磁共振）等手段。

## 2.1.5 哪个年龄段的女性需要进行宫颈癌筛查？

如果条件允许，筛查的起始年龄推荐为25～30岁，对于高危人群，筛查的实际年龄应相应提前。如连续2次的细胞学筛查正常后，可延长至3年筛查1次；如连续2次的细胞学和HPV检测均正常，可延长至5年筛查1次。接种HPV疫苗的女性应与未接种的筛查方案相同。对于免疫功能受损的女性，筛查时间需相应缩短。

当65岁以上女性满足以下两个条件时，可以停止筛查：（1）近25年内无宫颈上皮内癌前病变（cervical intraepithelial neoplasia，CIN）2级及CIN 2级以上的病史；（2）近10年内有进行足够的筛查且均为阴性。

## 2.1.6 宫颈癌筛查的注意事项有哪些？

（1）筛查时间应选择在月经中后期进行，即月经干净后3～7天，在月经期建议不要做筛查。

（2）检查前48小时内不应做阴道冲洗，不要用避孕药管等阴道内用药制剂。

（3）检查前48小时内尽量避免性生活。

## 2.1.7 怎样预防宫颈癌？

由于宫颈癌的病因相对明确，且发生和发展需要一个较长的时间，只要采取有效的措施，宫颈癌是可防可治的。

（1）重视健康体检，主动进行宫颈癌防癌筛查，对宫颈癌及癌前病变做到早期发现，及时有效处理癌前病变。

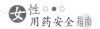

（2）接种HPV疫苗，提高抵御高危型HPV感染的能力。HPV疫苗不仅可以预防疾病发展，还可阻止病毒在女性生殖道的繁殖，阻止传染给性伴侣。

（3）健康的生活方式能提高机体的免疫力。不吸烟，不酗酒，均衡饮食，有规律地保持运动，保持良好的心态，有助于提高机体的免疫功能。

（4）固定性伴侣，不过早开始性生活，维护性健康。

# 2.2 认识HPV疫苗

进入少女期,我们的身体在发生巨大的变化。其中,激素的变化让我们更多地要保护这个特殊时期的身体。我们从出生就开始接种各种疫苗,到了少女期也需要把HPV疫苗接种作为重点考虑。

## 2.2.1 什么是HPV疫苗?

人乳头瘤病毒(human papilloma virus,HPV)是一种性传播病原体,会引起男性和女性的肛门生殖器疾病与口咽疾病。几乎所有的宫颈癌都由高危HPV基因型的持续性病毒感染所致。全世界约70%的宫颈癌由高危HPV 16型和HPV 18型导致,20%是由HPV 31型、HPV 33型、HPV 45型、HPV 52型和HPV 58型导致。其中,HPV 16型和HPV 18型还导致近90%的肛门癌。对于口咽癌、外阴癌、阴道癌和阴茎癌,它也是罪魁祸首。HPV 6型和HPV 11型导致产生约90%的肛门生殖器疣。

HPV疫苗就是用于预防人乳头瘤病毒感染的疫苗,可以预防男女生殖器癌以及生殖器疣的发生,尤其是宫颈癌的发生,因此也常被称为"宫颈癌疫苗"。

## 2.2.2 HPV疫苗有几种?

现在的HPV疫苗有三种:二价、四价、九价。

二价HPV疫苗可以预防由HPV 16型和HPV 18型感染引起的宫颈癌及相关癌前病变(宫颈癌病例的70%都是由这两个基因型引起的)。接种年龄:9～45岁。

四价HPV疫苗除了有二价HPV疫苗能预防的基因型外,还可以预防由

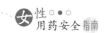

HPV 6型和HPV 11型感染引起的肛门生殖器疣（约占90%的肛门生殖器疣病例）。接种年龄：20～45岁。

九价HPV疫苗可以预防HPV 6型、HPV 11型、HPV 16型、HPV 18型、HPV 31型、HPV 33型、HPV 45型、HPV 52型和HPV 58型感染引起的宫颈癌及相关癌前病变（约占所有宫颈癌病例的90%）。推荐的接种年龄：16～26岁。

三种疫苗的具体区别可以见表2.1。

表2.1　二价、四价、九价HPV疫苗对比

| 对比因素 | 二价 HPV 疫苗 | 四价 HPV 疫苗 | 九价 HPV 疫苗 |
|---|---|---|---|
| 预防 HPV 基因型 | 高危型：16/18 低危型：无 | 高危型：16/18 低危型：6/11 | 高危型： 16/18/31/33/45/52/58 低危型：6/11 |
| 预防效果 | 约70%的宫颈癌及癌前病变 | 约70%的宫颈癌及癌前病变；90%的肛门生殖器疣 | 约90%的宫颈癌及癌前病变；90%的肛门生殖器疣 |
| 接种年龄 | 9～45岁 | 20～45岁 | 16～26岁（推荐） |
| 接种流程 | 共3针，首针1个月后接种第二针，6个月后接种第三针 | 共3针，首针2个月后接种第二针，6个月后接种第三针 | 共3针，首针2个月后接种第二针，6个月后接种第三针 |
| 接种人群 | 仅女性 | 男女皆可 | 男女皆可 |

## 2.2.3　HPV疫苗有效吗？安全吗？

HPV疫苗的有效性是非常受肯定的。研究结果显示，HPV疫苗在从未感染HPV的人群中的预防效果非常好。接种疫苗后至少10年的时间里，抗体浓度仍维持在能预防HPV感染的水平。

HPV疫苗也具有很好的安全性。经过多年的安全性监测，除了注射部位有轻微反应之外，HPV疫苗十分安全且耐受良好。当然，也有极少数人群会出现头痛、恶心、呕吐、疲劳、头晕、晕厥等不良反应。因此，听从接种疫苗点的建议，在接种HPV疫苗后常规等候15分钟，并且保持坐位或

仰卧位，这点很重要。

## 2.2.4　哪些情况不适合接种HPV疫苗？

（1）严重免疫缺陷病的急性发作期。

（2）有严重感染的感冒，或在发烧期间。

（3）对HPV疫苗的任何成分有超敏反应者。

（4）半年内计划怀孕者。

（5）处于妊娠期和哺乳期。

Tips

（1）不是只有女性可以接种HPV疫苗，男性也同样可以接种，可以预防肛门癌及生殖器疣。

（2）在有性生活前接种HPV疫苗特别有效，建议少女期女性到了适宜年龄就可以选择高阶的疫苗接种。有性生活史者接种疫苗同样有价值，也建议进行接种。

（3）想要接种HPV疫苗可以联系本地的社区服务中心进行登记排队。

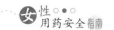

# 2.3 痛经，怎么办?

刚刚跨入少女期，那个初来报道的"大姨妈"（月经）总是伴随着疼痛一起来。痛经是青少年及年轻女性最常见的由"大姨妈"带来的症状，指月经前后及月经期出现的下腹部疼痛、坠胀，常伴有腰酸，也可能出现其他不适。这是由月经初潮 6～12 个月内子宫内膜前列腺素的含量有所增高导致的，通常在初潮的时候，痛经发作得非常明显，而且它的发生率大。

## 2.3.1 痛经的分类

痛经分为原发性痛经和继发性痛经。

原发性痛经是青少年及年轻女性十分常见的病症，一般在月经开始前不久或开始时发生，并在 12～72 小时内逐渐缓解，常出现局部的痉挛，集中在下腹部，每个月经周期的症状相似，但需要排除会引起这样的腹痛的其他的疾病。

继发性痛经是因盆腔器质性疾病导致的痛经，一般在初潮数年后发生。

如果通过检查发现痛经的病因，如子宫发育不全等，则可以诊断为继发性痛经。

## 2.3.2 痛经时可以吃止痛药吗?

很多人提到止痛药就会抗拒，觉得吃了止痛药会上瘾，以后再也离不开止痛药了。然而，对于原发性痛经的女性而言，服用止痛药是一种非常好的对症治疗的手段。

用于痛经的止痛药一般为非甾体消炎药，代表药物有布洛芬、对乙酰氨基酚等，它们被各大指南推荐为原发性痛经的一线治疗用药。非甾体消炎药通过抑制体内前列腺素合成酶的活性，减少了导致疼痛的前列腺素的产生，防止过强的子宫收缩和痉挛，从而缓解痛经症状，有效率可以到达60% ～ 90%。

那么，如何科学、合理地用好"止痛药"呢？一般，我们推荐在月经来潮、疼痛出现后开始服药，连续服用 2 ～ 3 天的效果最佳。因为前列腺素在月经开始后的48小时内释放得最多，连续服用可以有效减少前列腺素的释放。具体的服用剂量需要按照说明书或者医嘱服用，不可超量，连续服药的时间不建议超过3天。此外，要注意这类止痛药会加重出血和胃溃疡的发生率，因此，不建议胃肠道溃疡患者、有出血风险的患者服用。

**Tips**

止痛药不会养成依赖性，也比较有安全性，在痛经时间开始前1 ～ 2天开始服用。合理使用止痛药，不用担心有副作用。痛到怀疑人生还不愿意吃药，真的是没事儿找罪受！

## 2.3.3 激素类避孕药也能缓解痛经

对于痛经患者，如果有避孕需求，则可接受避孕药治疗，我们也会建议使用雌孕激素避孕药作为首选药物。一方面，减少内源性雌激素的产生，降低血中的前列腺素含量；另一方面，通过抑制排卵从而抑制子宫内膜的生长，减少子宫内膜局部前列腺素的合成，从而缓解痛经。

目前广泛使用的雌孕激素避孕药为复方口服避孕药（combined oral contraceptive，COC），最早于1975年应用于痛经的治疗，代表药物有优思明（屈螺酮炔雌醇片）、达英（炔雌醇环丙孕酮片）、妈富隆（去氧孕烯炔雌醇片）。一般是在月经的第5天开始服用第1片，跟着箭头顺序服用21天。待下一次月经的第5天再继续服用，一般服用3 ～ 6个月。

需要注意的是，我们在就诊时需要告知医生当前自己所有的用药情况、吸烟情况、高血压、糖尿病、静脉和动脉血栓栓塞、偏头痛伴先兆、乳腺

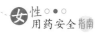

癌等具体生活史、病史，由医生来判断是否适合使用雌孕激素避孕药治疗，不可盲目用药。

## 2.3.4　生了孩子就不会有痛经了吗？

老人们常说："年轻的时候有痛经，生完孩子就好了！"事实真的是这样的吗？

对于原发性痛经患者，生孩子的时候有概率能治好痛经，机制尚未可知。大多数学者判断是因为女性在生孩子之后体内激素水平会发生一定的改变，如果内分泌水平恢复正常，那痛经也是可能会消失的。对于内膜异位症导致的继发性痛经，有可能怀孕之后月经会停止一段时间，这个时候异位的子宫内膜停止了出血，就可能慢慢萎缩直至被吸收掉，继而可能不再产生疼痛。但是这些发生的概率因人而异，没有参考意义。

## 2.3.5　除了吃药，还能怎么办？

目前的研究发现，用加热垫或热水袋敷下腹部可以缓解痛经；低脂素食、姜、鱼油、维生素 $B_1$、维生素 $B_6$ 等也能够在一定程度上缓解痛经。除此之外，我们还需要做以下准备。

（1）调整心态，消除紧张感和顾虑。

（2）有足够的休息和睡眠，进行有规律且适度的锻炼，戒烟。

（3）疼痛剧烈时要注意卧床休息，经期不要摄入生冷瓜果及刺激性食品，保持外阴清洁，勤换护理用品，穿着暖和，不要泡在冷水里，也不要进行游泳和其他的剧烈运动。

# 2.4　经期用药要注意什么？

经期除了要做好护理保健工作外，有些药物在经期也要避免服用，以免影响月经周期、月经量，造成月经紊乱。

## 2.4.1　这些药，尽量避免用

（1）性激素类药物

女性的性激素合成及代谢平衡与月经周期密切有关。在雌孕激素作用下，子宫内膜产生周期性脱落。所以，不要在经期使用性激素类药物，容易造成月经紊乱。如雄激素能导致月经减少、停经、周期不规律等，黄体酮（孕激素）能导致乳房胀痛或阴道不规则出血。

**常见的药物有**

- 雄激素类药物：丙酸睾酮、羟甲雄酮等。
- 孕激素：黄体酮、甲羟孕酮、炔诺酮等。
- 雌激素类药物：雌二醇、戊酸雌二醇片等。

（2）阴道局部用药

暂停使用放置于阴道的各种洗剂、栓剂、泡腾片等。月经期间，宫颈口松弛，子宫黏膜充血，加上阴道里有积血环境，细菌非常喜欢在这样的环境中生长繁殖。如果这时候进行阴道局部用药，稍有不慎就会导致细菌向上"攻击"子宫腔及子宫内膜。同时，由于经血不停地冲刷，药效也会大打折扣。

**常见的药物有**

- 洗液：克痒舒洗液、洁尔阴洗液等。
- 栓剂：克霉唑栓、替硝唑栓、甲硝唑栓等。
- 泡腾片：两性霉素B阴道泡腾片、甲硝唑阴道泡腾片等。

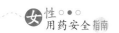

### （3）抗凝血药及活血化瘀的中药

抗凝血药会引起月经量过多、经期出血时间延长，甚至产生大出血，经期应避免使用。而活血化瘀的中药和抗凝药的效果相仿，不仅有抗凝、抗栓的作用，还能扩张血管、加速血液流动，因此也会造成月经量过多。

**常见的药物有**

- 非肠道用药抗凝血剂：如肝素等。
- 香豆素抗凝血剂类：如华法林等。
- 抗血小板凝集药物：如阿司匹林等。
- 活血化瘀的中药：如丹参、当归、赤芍、川芎、红花、蒲黄、益母草冲剂等。

### （4）止血类药物及止血收涩类的中药

月经是由子宫内膜剥落引起的出血，在出血的同时人体本身就能分泌前列腺素、血栓素，促进破损血管的愈合，达到生理性的止血。可要是在此时，用了止血的药物，就会引起经血不畅。止血收涩类的中药也有类似的作用。

**常见的药物有**

- 口服止血类西药：维生素K、卡洛磺钠、氨甲环酸等。
- 口服止血收涩类的中药：五味子、三七、金樱子、大蓟、茜草、云南白药胶囊、槐角丸等。

但是要注意的是，这里仅仅指的是内服的止血药，可以正常使用外用止血药。

### （5）泻药及胃动力药

有没有觉得自己在经期特别容易有腹泻？这是因为经期分泌的前列腺素，本来就有可能导致腹泻，若在此时再加用泻药或者胃肠动力药这类药物，会刺激肠胃壁而引起反射性盆腔充血，从而导致月经量多，势必也会加重腹泻。

> **常见的药物有**
> - 硫酸镁、硫酸钠、酚酞的下泻作用较剧烈，经期应该禁用。
> - 肠胃动力药：多潘立酮、甲氧氯普胺、依托必利等，经期应该慎用。

（6）减肥药

有些减肥药是增加肠道蠕动的，就像我们上面说的泻药一样，我们是要避免服用的。还有一些减肥药是有抑制食欲的成分，在经期使用可能会导致月经紊乱、多尿或排尿困难、心慌、焦虑等，甚至会出现闭经。

（7）清热下火的中药

清热下火的中药性寒凉。在经期服用这类药可能引起痛经，还可能会减少月经量。

> **常见的中药有**
> - 黄连、黄芩、黄柏、枳壳、猪苓、夏枯草、决明子、石斛、沙参、金银花、菊花等。
> - 有些清热下火的花茶也最好别喝，如金银花茶、菊花茶、决明子茶等。

## 2.4.2　遵医嘱，该吃的药还得吃

除了上述提及的药物外，其他如感冒药、消炎药、维生素类补充剂（维生素K除外）、日常治疗用的药物（如高血压用药等），都是能在经期正常使用的。

在某些特殊情况下，根据病情需要，那些不能吃的药在经期也是可以吃的。比如：经血不畅时，医生有可能会开活血药益母草冲剂，通经活血；经量过大时，孕激素、止血药也是可以服用的，帮助减少经量。

重中之重，能不能用这些药都是要在医生的指导下，遵医嘱服用！若没有不适，又处在经期，那么，文中提及的药品，不要自己随便乱用。

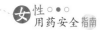

# 2.5  人工月经周期，你了解吗？

近年来，许多医院的妇科，接诊了很多初潮后就不再有月经或者月经半年、1年才来1次的患者。医生诊断卵巢功能早衰或者卵巢处于"休眠"状态，可以通过药物维持人工月经周期。是的，你没有看错，月经也是有人工的。

## 2.5.1  什么是人工月经周期？

人工月经周期就是模拟妇女正常月经周期中卵巢内分泌的周期变化，序贯应用雌激素、孕激素使月经来潮，目前主要应用于辅助生殖技术、月经不规则、宫腔手术后需要修复内膜、更年期的激素替代等。

那为什么只需要服用雌激素和孕激素就可以制造人工月经周期呢？我们可以先来看下自然的月经周期。

月经周期是由雌激素、孕激素、促卵泡成熟素、黄体生成素这4种生殖激素之间的相互作用来调节的。

- 垂体前叶分泌的促卵泡成熟素和少量的黄体生成素促使卵巢内卵泡发育成熟，并开始分泌雌激素。在雌激素的作用下，子宫内膜开始增厚。
- 卵泡渐趋成熟，雌激素的分泌也随之增加，当达到一定的浓度时，又通过对下丘脑垂体的正反馈作用，形成黄体生成素释放高峰，它使成熟的卵泡排卵。
- 排卵后的卵泡形成黄体，并分泌雌激素和孕激素。这时候的子宫内膜主要在孕激素的作用下，转变为分泌期内膜。
- 由于黄体分泌大量的雌激素和孕激素，通过负反馈作用，卵泡刺激素和黄体生成素减少，黄体随之萎缩，因而孕激素和雌激素也迅速减少，子宫内膜骤然失去这两种性激素的支持，便崩溃出血，内膜脱落而月经来潮。之后便进入下一个周期。

我们可以看到整个月经周期的调节（图2.1）都是通过雌激素、孕激素的浓度改变来完成的，而促卵泡成熟素、黄体生成素也是通过孕激素、雌激素的各种反馈作用进行协调工作。所以，我们就可以通过在不同时间补充雌激素、孕激素来模拟完成人工月经周期。

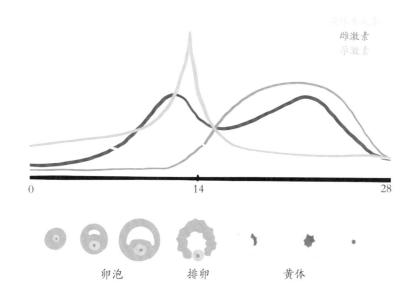

图 2.1　月经周期的调节

## 2.5.2　怎么建立人工月经周期？

在正常的月经周期中，在不同的时间阶段里雌激素和孕激素的含量是不同的，所以，我们要模拟正常的月经周期就要在不同的时间阶段里服用雌激素和孕激素，使人体内的雌激素、孕激素的含量和正常周期的含量一致。

一般来说，开始先用雌激素约10～20天，再加上孕激素用10～14天（注意在此阶段，不能停用雌激素），然后一起停用雌激素和孕激素，等月经来后再开始用下一个周期的药物。举几个常用方案如下。

方案一：月经周期第2～5天时，先使用雌激素10～14天，再加用孕激素10～14天（不停用雌激素，只是再加了一个药），然后一起停药，等

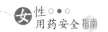

下次月经开始第2～5天启动新一个周期。

方案二：先使用雌激素14天，再加用孕激素10～14天，使内膜转化为处于分泌期的内膜，然后只停孕激素、不停雌激素，不等月经来潮，直接开始下一个周期的雌激素。

需要注意的是，针对不同的患者的情况和目的，人工月经周期相关用药的种类、剂量和用药的时间、停药的方式会有不同的调整，请遵医嘱用药。

# 2.6　认识各类避孕药

女性保护自己的最好方式大概就是避孕。据世界卫生组织估计，世界每年约实施5500万例人工流产。在中国，每年的人工流产统计数量在900万例左右。在接受人工流产手术的人群中，流产次数大于2次的占55.9%，25岁以下女性占47.5%，未婚女性占49.7%。流产对于女性的伤害不言而喻，避孕套已经人人皆知；有人说"是药三分毒"，但是避孕药也并不是你想的那么可怕，让我们来了解一下。

## 2.6.1　避孕药的成分及作用

避孕药一般指女性用避孕药，大部分是由雌激素和孕激素配伍而成。

受孕有很多的环节，避孕药就是在这些环节中层层设障，以达到避孕效果。有些是改变宫颈黏液，使精子不易穿透；有些是抑制排卵，阻止精子与卵子相遇；或是减缓输卵管的活动方式，阻碍受精卵到达子宫；抑或是改变子宫内膜，阻止受精卵着床。

根据给药方式的不同，避孕药可以分为口服避孕药、注射用避孕药、皮下埋置避孕药和外用避孕药。

## 2.6.2　口服避孕药之短效避孕药

短效避孕药是目前医生比较推荐的常规避孕方式，也被认为是目前最安全、有效的避孕方式。正确口服短效避孕药的避孕有效率可以达到99%以上，在欧美发达国家有接近50%的女性在使用。

使用方法：口服，每个月服用21天后停7天，再开始服用下一盒药。停用后马上可恢复生理周期，第1个月经周期就可以恢复生育功能，就是停

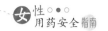

药即可怀孕。口服短效避孕药期间怀孕或怀孕期间误服，也并不增加胎儿先天性畸形的风险。

口服短效避孕药除了避孕外，还有其他益处。

- 治疗痛经、子宫内膜异位症、异常子宫出血、多囊卵巢综合征、经前期综合征等。
- 降低卵巢癌、子宫内膜癌的发生风险。
- 治疗痤疮。
- 保护生育力、调理经期。

当然，也不是所有的女性都适合服用，有以下情况的女性应禁止服用。

- 产后小于6周的母乳喂养产妇。
- 重度的心血管疾病患者。
- 急慢性肝炎、重度肝硬化、肝细胞癌患者。
- 年龄大于35岁的重度吸烟女性。
- 有先兆的偏头痛和年龄大于35岁的无先兆偏头痛的患者。

**Tips**

### 短效避孕药安全吗？可以长期服用吗？

目前市面上售卖的，多为第三代、第四代短效避孕药，与第一代、第二代相比，其出现浮肿和发胖的不良反应已经大大减轻。有些人在刚开始服药的时候会出现恶心、头晕、乳房胀痛，还可能有一些不规则的点滴出血，一般在前3个月比较多见，这些现象大部分会自行慢慢消失，不用担心。目前的研究认为，长期服用短效避孕药5～10年或以上的时间，是比较安全的。

## 2.6.3　口服避孕药之紧急避孕药

服用紧急避孕药是在不得已的情况下才选择的避孕方式，可以让意外怀孕的风险减少大约80%。需要注意的是，紧急避孕药不能当作日常的避孕方式，通常建议紧急避孕药每月最多使用1次，每年使用不要超过3次，若超过了这个频率，很可能会抑制卵巢的功能，打乱人体内正常的内分泌功能，出现月经不调、子宫内膜破坏、卵巢功能早衰等后果。

目前，市面上最常用的紧急避孕药有两种。

（1）左炔诺孕酮

此为强效孕激素。这类药物的孕激素剂量一般为口服短效避孕药的数倍，需在无防护性性生活或避孕失败72小时内服药，越早越好，单次口服1片，如果出现呕吐，则需加服1片。

此类药物最常见的副作用是服药当月的月经提前或延后，也会出现轻度恶心、呕吐、乳房触痛、头痛、眩晕、疲劳等症状，一般可自行消失。有部分服药后会出现子宫异常出血，如果不能自行消失，则应及时去医院，警惕异位妊娠。

此外，40岁以上妇女应避免使用。同时有以下情况的女性也应禁用：有乳腺癌及生殖器官癌症；可疑妊娠时不能用，应及时进行妊娠试验以明确诊断；有肝脏疾患或肝功能异常；过期流产；曾有血栓性静脉炎、血栓性栓塞或脑出血等病史。

（2）米非司酮

此为抗孕激素药物，需在无防护性性生活或避孕失败72小时内空腹或进食2小时后服药，越早越好，单次口服 1 片，服药后需禁食2小时。此类药物的常见副作用为恶心、呕吐、头晕、腹痛、子宫痉挛等。同时，有以下情况的女性应禁用：有心脏、肝、肾脏疾病及肾上腺皮质功能不全；长期接受皮质激素治疗；异位妊娠；出血紊乱；卟啉症；装有宫内节育器等。

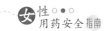

## 2.6.4 口服避孕药之长效避孕药

目前口服的长效避孕药以长效炔雌醚为主，配伍不同的孕激素，每月服用1次即可达到避孕目的。避孕原理是胃肠道吸收长效雌激素后，将其储存在脂肪组织内缓慢释放，起到长效避孕的作用，而孕激素可增强炔雌醚的避孕作用。避孕的有效率一般可以达到98%以上。

因为长效避孕药一般含有较大剂量的雌激素和孕激素，通常建议停药6个月才可以怀孕。而且由于一次服用的剂量比较大，短时间内易造成药物在体内蓄积，导致副作用较大，市面上已逐渐停止使用，尤其不建议未婚女性服用。

## 2.6.5 注射用避孕药（避孕针）

避孕针是一种长效避孕措施，适用于40岁以下需要长期避孕的女性。

目前，根据不同品牌的作用，避孕针的有效期是不同的，通常为8～13周。常见的是复方甲地孕酮避孕针和复方庚酸炔诺酮避孕针，只需每月注射1次。只要能够按要求定期注射，避孕效果优于短效避孕药。对于短效避孕药过敏或者不能坚持服用短效避孕药的女性来说，这是一种不错的选择。同时，在母乳喂养期间，也可以安全使用。

避孕针常见的副作用主要为月经不规律，可能会出现头痛、长痘、性欲下降和情绪波动等副作用，一般来说对身体没有伤害，其副作用通常是一过性的，无须处理。

## 2.6.6 皮下埋置避孕药

皮下埋置避孕药的避孕原理为通过在育龄妇女胳膊上划一个2cm长的小口，将装有避孕药（左旋18-炔诺酮）的由硅橡胶制成的小管埋入皮下，使避孕药物通过其包装的外膜向体内缓慢释放，保证了在血液中维持低量而又能避孕的浓度，从而达到避孕的目的。

皮下埋置的时间为来月经的7天内，需要医生通过全身和妇科检查，判断无禁忌证时才可放置。放置需由专业的医护人员在严格消毒条件下进行，皮下埋置后立刻发挥避孕的作用。这是目前避孕效果最佳的方案之一。

皮下埋置避孕药的副作用的初期表现为不规则出血，出血的发生率较高（约70%），持续时间也有可能较长，后期少数人会出现闭经。还有小部分女性会有体重增加或出现头痛。

# 2.6.7 外用避孕药

外用避孕药又叫杀精剂，与不同基质混合制成泡腾片、栓剂、膜或胶冻（膏）等各种剂型，被放在阴道深处、子宫颈口附近，使精子在此处失去活力而不能通过子宫，进而不能到达输卵管，从而不能与卵子结合。但在实际使用中，由于使用方法不当而失败的概率较高，因此不推荐其作为常规避孕手段。

Tips

图2.2为世界卫生组织推荐的避孕方法效果比较，具体选择何种避孕方式需要根据自身情况来咨询医生选用。

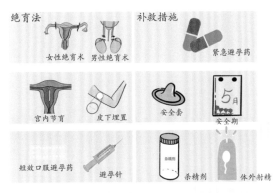

图2.2　避孕方法效果比较

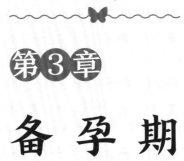

# 第3章

# 备孕期

女 性 用 药 安 全 指 南

# 3.1  如何正确使用外用洗剂和阴道栓剂？

外用洗剂、阴道栓剂是妇科局部用药的常见品种，通常作用于局部，用来清洁、消除不良气味和治疗妇科炎症，以达到杀灭阴部的致病微生物的作用。某些阴道栓剂还能发挥全身作用，阴道的血管和淋巴管的分布非常丰富，药物可通过阴道黏膜吸收而进入体循环，和口服给药相比，阴道给药可避免胃肠道不适和解决吸收利用度低的问题。

那么，假如医生给开了外用洗剂和/或阴道栓剂，要怎么用呢？如果同时开了洗剂和栓剂，要先用哪个？

## 3.1.1  外用洗剂，如何用？

外用洗剂在使用前一定要注意是否需要稀释、需要稀释成哪种浓度。通常，药品说明书上会对外用洗剂的用法进行标注，所以在用之前看药品说明书很重要！举个例子，洁尔阴洗液的说明书明确提到：对于阴道炎，需要稀释成10%的浓度，也就是对10mL洁尔阴洗液加温水至100mL混匀使用。

一般来说，外用洗剂有坐浴和阴道冲洗这两种用法。

（1）坐浴

清洗方式：用温水淋浴是最好的方式，没有淋浴条件的话可以用盆洗，但是必须是专盆专用。

- 清洗阴部前应先洗净双手，做好手卫生，以防止阴部被手上的细菌污染。
- 从前向后清洗外阴，以免把肛门处的细菌带到阴道。
- 洗大小阴唇。
- 最后，洗肛门周围及肛门。

注意事项：在月经期尽量避免用洗液，如在月经期必须使用时，建议温水淋浴，不能用坐浴的方式。

（2）阴道冲洗

清洗方式（图3.1）：需要购买阴道冲洗器。有些药品会附赠，各大药店也均有销售。阶段性用完后就应该及时扔掉阴道冲洗器。

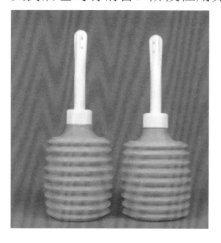
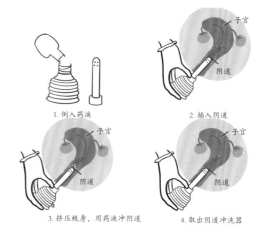

图 3.1　阴道冲洗

- 使用前，常规清洗双手。
- 用温水将冲洗器冲洗干净，再用开水消毒2分钟，并倒出瓶内的残留液体。
- 用温水配好药液，并将其加入冲洗器，旋上冲洗头，摇匀。

- 冲洗时，人采用蹲或坐的姿势，然后将冲洗头插入阴道，压缩瓶内药液而使其挤入阴道，保持5分钟，取出。
- 取出冲洗器后多蹲一会，在阴道内的液体一般会流出体外，不需要额外再将其吸出来。
- 阴道炎重症患者的阴道黏膜已经有一层伪膜，先用温开水加入冲洗器冲洗，将伪膜冲洗掉后，再用洗液冲洗。
- 用温水将冲洗器冲洗干净，再用开水消毒2分钟，并倒出瓶内残留液体，晾干冲洗器。

　　注意事项：在症状消失、恢复正常的情况下尽量少用阴道清洗液，只要用清水冲洗外阴就行，不用进行阴道内清洗，否则会使得阴道菌群失衡，容易导致"洗洗更不健康"。

## 3.1.2　阴道栓剂，如何用?

　　阴道栓剂在常温下常为固体，形状各异（图3.2），有球形、卵形、鸭嘴形等，每颗重量约为2～5g，直径为1.5～2.5cm，其中以鸭嘴形的表面积最大。在温度较高时，阴道栓剂可能因融化而变得松软，不方便使用，只要将其放置于2～8℃条件下冷藏即可恢复硬度。被置于阴道后，阴道栓剂在体温下可以迅速软化，溶解于阴道分泌液中从而让药效发挥出来。

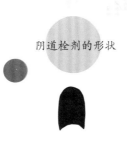

阴道栓剂的形状

图 3.2　阴道栓剂的形状

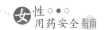

**使用方法如下**

- 先用清水清洗外阴。

- 洗净双手或戴上指套，记得保持手或者指套干燥。否则，栓剂遇水容易粘在手或者指套上而不易被放入阴道。

- 可采取屈腿仰卧、双腿微微分开的姿势，或者是站立，双脚分开，一条腿踩在高处呈弯曲的姿势。

- 将药物放置于阴道后穹隆接近宫颈口处即可（图3.3）。大概为一个中指长度作为推入深度是差不多的。

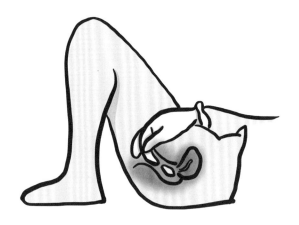

图 3.3　阴道栓剂的使用

**注意事项如下**

- 在使用阴道栓剂期间，除非特别需要外，不再冲洗阴道，让药物停留在阴道才能发挥作用。

- 一般推荐晚上用药，栓剂在睡眠期间可以充分溶解、被吸收。白天使用时药物容易经阴道流出，不能充分接触病变部位。

- 配有卫生棉条的药物，要根据用药说明及时取出，不可长时间留置。因为留置在阴道内的卫生棉条会滋生细菌，严重者可导致败血症。

## 3.1.3　洗剂和栓剂，先用哪个？

正确的顺序是先用洗剂清洗外阴或者冲洗阴道，再用栓剂。

清洗外阴后，可以使外阴保持清洁环境，避免使用栓剂的过程中带入病原菌。对于白带较多的患者，直接先用栓剂会影响疗效，使用栓剂前先做冲洗，有助于发挥栓剂的药效。对于有些症状比较严重的女性，阴道黏膜会有一层伪膜，先用温水冲洗后再用洗剂冲洗，最后用上栓剂，会有更好的治疗效果。

**Tips**

• 用药期间需要保持外阴清洁、干燥，每日更换棉质透气的内裤。如果是滴虫性阴道炎、霉菌性阴道炎等，还要注意每天消毒内裤。

• 使用栓剂时虽然是在晚上用药，但第二天还是会有药液流出，必要时可以垫上卫生护垫，注意及时更换。

• 有一部分的栓剂是含有乳杆菌活菌的药物。拿到药后需要及时将药放到冰箱里以防止药物失效。

• 对于阴道感染性疾病，必须使用抗微生物药物治疗时，一定要用足疗程，不要因为症状减轻而自行停药。

• 正常的阴道有许多的微生物、细菌，大多数是无害的。"天下无菌"的阴道环境会更容易受有害菌的攻击，平衡才是阴道的最佳状态。在恢复正常后女性洗澡时只需要用清水清洗外阴即可，不要过度冲洗阴道，特别是不再使用洗剂冲洗阴道。

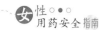

# 3.2 女性须警惕急性腹痛

急腹症，是指以急性腹痛为明显表现的急性腹部疾病的总称，具有发病急、进展快、病情重、病因复杂、需要早期诊断和紧急处理的特点。一旦延误诊断或治疗不当，将有严重的危害，甚至会引起死亡，应引起高度重视！一般常见的急腹症有急性阑尾炎、溃疡病急性穿孔、急性肠梗阻、急性胆道感染及胆石症、急性胰腺炎等。但是发育完全的女性有所不同，因为腹腔有子宫及附件的存在，所以女性的急性腹痛更具有复杂性。妇科急腹症常常跟一些外科的急腹症难以区别，如急性阑尾炎与急性盆腔炎等容易混淆，因此很容易误诊。接下来，我们来看看常见的女性急腹症有哪些疾病和表现。

## 3.2.1 异位妊娠

异位妊娠是受精卵在子宫腔外着床发育的异常妊娠的过程，也称"宫外孕"。

症状：腹部疼痛难以忍受，疼痛呈持续状态，阴道出血，压痛，血压升高，下腹部有坠胀感，有时会出现恶心呕吐、头晕乏力，甚至休克。

原因：很容易出现在输卵管炎症、输卵管手术后、天生的输卵管发育不良或功能异常、使用辅助生育技术等时。

出现时间：一般出现在停经6～8周，但是也有20%～30%女性出现在第4～5周。

处理：对于异位妊娠，要及早进行药物治疗或手术治疗，及早发现。当受精卵的长度还小于4cm，输卵管未破裂时可以考虑药物治疗，否则必须进行手术治疗。

图3.4为受孕的正常情况与异位妊娠。

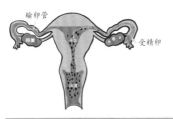

输卵管
卵巢
受精卵

正常情况：受精卵由输卵管移动到子宫腔，着床，慢慢发育成胎儿。

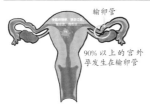

输卵管

90%以上的宫外孕发生在输卵管

异位妊娠：因某些原因，受精卵在移动过程中未能到达子宫腔，在其他地方着床，也称之为宫外孕。

图 3.4 受孕的正常情况与异位妊娠

## 3.2.2 黄体破裂

先来介绍一下什么是黄体：它是在排卵期过后残留的卵泡壁塌陷，在卵巢内形成的体积较大、富含毛细血管、具有内分泌功能的细胞团，新鲜时显黄色，所以叫黄体。出现黄体是女性经期出现的正常生理现象，但黄体期间如果出现意外或进行剧烈活动，则有可能引起黄体表面大血管破裂，引起腹腔内出血，这就是黄体破裂（图3.5）。

症状：起病急骤，一侧下腹突然剧痛，短时间后成为持续性坠痛，可逐渐减轻或又加剧。一般无阴道出血，如月经量增多（外出血），内出血严重者可有休克。

**原因如下**

• 外力作用的结果：下腹受到撞击，或者剧烈跳跃、奔跑、用力咳嗽或排尿过急，均可使腹内压突然增高，促使成熟的黄体发生破裂。

• 性生活：房事后女性如出现下腹剧痛，绝不可麻痹大意，需要立即至医院就诊。

• 自动破裂：较少见，常伴有增加黄体内压的情况，诱因不明确。还有一些女性合并有血液系统的疾病，有凝血功能障碍；另外，先天性心脏病手术后的女性，需要服用如华法林类的抗凝药，常常出现反复的黄体破裂，这需要治疗血液系统疾病。

出现时间：黄体破裂一般会发生在月经周期的最后1周，也就是月经来的前1周。所以，育龄期女性在排卵后的黄体期（月经来潮前1～2周）要运动适度，减少负重和腹压。

处理：黄体破裂时大部分可以选择保守治疗，保持清淡饮食，避免剧烈运动。如果出血过多、腹痛非常明显、血压下降，就需要进行手术治疗。

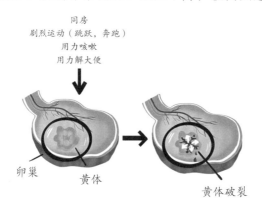

图 3.5　黄体破裂

## 3.2.3　卵巢囊肿蒂扭转或破裂

有卵巢囊肿的女性当突然改变体位时，或妊娠期、产褥期子宫大小或位置改变时发生蒂扭转（图3.6），简而言之就是供应卵巢囊肿的血管扭曲。发生急性扭转后静脉回流受阻，瘤内极度充血，致使瘤体迅速增大，囊肿发生坏死而变为紫黑色，有破裂出血的风险和引发感染。并不是所有有卵巢囊肿的女性都会出现这种情况，发生的概率是1/10，好发于瘤蒂长、中等大、活动度良好、重心偏于一侧的肿瘤（如畸胎瘤）。

症状：常常发生在体位突然改变后，一侧的下腹持续性剧烈疼痛，伴有恶心呕吐，甚至休克。有时不全扭转可自然复位，腹痛随之缓解。

原因：有瘤蒂长、中等大、活动度良好、重心偏于一侧的肿瘤（如畸胎瘤）的女性突然改变体位。

出现时间：没有确切的周期，当卵巢的体积增大和重量增加时，要定期复查。

处理：需要立即进行手术治疗。如果是囊肿破裂，手术中还会把囊液吸干净，清洗盆腔、腹腔。

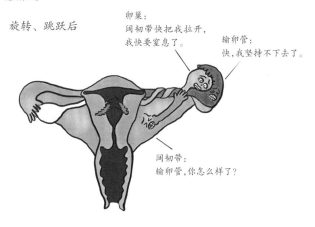

图 3.6 卵巢囊肿蒂扭转或破裂

# 3.2.4 急性盆腔炎附件炎

对于常见的女性上生殖道感染性疾病，炎症有可能发生在一个部位，也可能同时累及几个部位，最常见的是输卵管炎、输卵管卵巢炎。急性盆腔炎感染严重的话可发展为弥漫性腹膜炎、败血症、感染性休克，严重者可有生命危险。若在急性期未能得到彻底治愈，则转为慢性盆腔炎，往往就很难治愈了，反复发作，导致不孕、输卵管妊娠、慢性盆腔痛等。

症状：下腹部隐痛伴发热，伴有腰酸、经量增多、经期延长等。

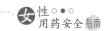

原因如下

- 宫腔内手术操作后感染。
- 下生殖道的感染：主要是下生殖道的性传播疾病。
- 经期卫生不良：使用不卫生的月经垫、经期性交等均可使病原体侵入而引起炎症。
- 感染性传播疾病：不洁性生活史、过早的性生活、多个性伴侣、性交过频者可致性传播疾病的病原体入侵，引起盆腔炎症。
- 周围器官炎症直接蔓延：例如阑尾炎、腹膜炎等。
- 慢性盆腔炎急性发作。

处理：主要是用抗生素药物治疗来控制炎症。当药物治疗无效、输卵管积脓或输卵管卵巢脓肿、脓肿破裂时需要进行手术治疗。

Tips

女性在出现腹痛时需要如实告知医生。

- 自己的最近一次月经的时间里是否发生停经？
- 是否阴道有出血或者有其他不常规的分泌物？
- 腹痛的具体部位是上腹还是下腹？是两侧或者是单侧？
- 疼痛是持续性的？还是一阵一阵的？
- 是否在性生活中出现疼痛？

# 3.3 谈谈孕前检查

随着现代社会的快速发展、医疗知识的不断更新，大家对生育的认识不仅仅停留在"我要生孩子"的话题上。我们现在更加关注的是如何科学"造人"，怀胎十月，一朝分娩，所有的孕妈妈都希望自己的宝宝健健康康，但因为多方面因素的影响，我国目前每年新增出生缺陷儿约90万例，出生缺陷的发生率约为5.6%，平均每30秒就有1名缺陷儿出生！减少出生缺陷的发生，让家庭更美满，我们决定孕育生命的那一刻起，就要做好准备。第一步就要坚持做好优生优育的孕前检查！

## 3.3.1 哪些人一定要做孕前检查？

（1）没有做过婚前检查的。

（2）有不良孕产史，如复发性流产、死胎、智力低下儿。

（3）夫妇任何一方有遗传病史、有慢性疾病、有传染病等。

（4）夫妇双方任何一方在工作生活中接触不良因素，如接触放射性物质、化学农药、有害环境等。

（5）饲养宠物的家庭。

（6）女性年龄≥35岁。

## 3.3.2 为什么做过婚前检查了，还要做孕前检查呢？

因为孕前检查和婚前检查存在部分检查项目重复的情况，所以经常有一些备孕夫妇将两者混为一谈，认为自己做过婚前检查了，不需要再做孕前检查。

其实，婚前检查并不等同于孕前检查，检查也存在一个半年的有效期。

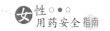

从登记结婚到婚检再到筹备婚礼，新娘都希望自己的状态比较好，不打算马上怀孕，真正准备怀孕的时候，其实很多检查已经过了检查的时效性。同时，婚前检查对于备孕而言并不全面，需要补充一些检查项目，例如风疹病毒、巨细胞病毒和弓形体等的筛查，这些都是可能引发胎儿先天性宫内感染、围产期感染的病原体。及时进行筛查，发现异常指标时并给予处理，可减少或避免给家庭带来的痛苦，减少了流产、死胎、胎儿畸形及胎儿智力障碍等情况的发生。

不过，对于像血型、染色体这一类不会有变化的检查项目，我们可以保留报告单，不必再进行重复检查。其他的项目会随着我们的身体健康状况而有动态变化。在我们开始备孕的时候，很有必要重新检查来评估身体状况及生育力。

## 3.3.3　孕前检查项目有哪些？

（1）男性检查项目（表3.1）

表3.1　男性孕前检查项目

| 内容 | 注意事项 |
| --- | --- |
| 1. 一般检查（身高、体重、血压、耳鼻喉、眼科、口腔、内外科检查） | |
| 2. 男性生殖系统专科检查：包括有无畸形、肿物等 | |
| 3. 肝肾功能检查 | 需空腹 8 小时以上 |
| 4. 免疫四项（乙肝、丙肝、艾滋病毒、梅毒） | |
| 5. 血常规 | |
| 6. 尿常规 | 清洁中段尿 |
| 7. 心电图 | |
| 8. 泌尿系统超声 | 需憋尿 |
| 9. 精液检查 | 需禁欲 3 ～ 5 天 |
| 10. 染色体异常检查 | |

（2）女性检查项目（表3.2）

表3.2　女性孕前检查项目

| 内容 | 注意事项 |
| --- | --- |
| 1. 一般检查（身高、体重、血压、耳鼻喉、眼科、口腔、内外科检查） | |
| 2. 女性生殖系统专科检查，包括有无生殖器畸形、肿物、溃疡等 | |
| 3. 肝肾功能检查 | 需空腹8小时以上 |
| 4. 甲状腺功能检查 | |
| 5. 优生五项（TORCH）（包括风疹病毒、弓形虫、巨细胞病毒、单纯疱疹病毒、其他感染因素） | |
| 6. 血常规 | |
| 7. 尿常规 | 清洁中段尿 |
| 8. 免疫四项（乙肝、丙肝、艾滋病毒、梅毒） | |
| 9. 妇科经腹超声或经阴道超声 | 经腹超声需憋尿，建议月经刚结束3～7天内检查 |
| 10. 阴道分泌物检查：包括白带常规、支原体、衣原体等 | 非经期、检查前禁性生活1周 |
| 11. 宫颈TCT及HPV筛查 | |
| 12. 妇科内分泌检查（包括雌激素、孕激素、促黄体生成素、卵泡刺激素、催乳素、睾酮等6项） | 月经周期第2～5天抽血的结果较准确 |
| 13. 血型及ABO溶血检查 | |
| 14. 染色体异常检查 | |
| 15. 心电图检查 | |
| 16. 卵巢储备功能（AMH检测）（抗米勒管激素检测） | 非必查，可根据个人情况及医生建议酌情选择 |

注意：上述男女方的检查项目均为常规孕前的检查项目，由于医院之间存在差异，可根据当地医院情况及医生建议酌情进行选择。

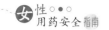

### 3.3.4 如果检查出来的结果不好，怎么办？

　　检查出来难免会出现部分项目不达标的情况，有些情况是可以通过有效的医学治疗手段治愈的。如缺铁性贫血、细菌性阴道炎、牙龈出血等，可以在治愈后进行备孕；如风疹抗体、乙肝表面抗体阴性，可以通过接种风疹疫苗、乙肝疫苗，提前做好防范。

　　对于其他情况，虽然现有的医疗手段难以治愈，但备孕期间可以通过医疗干预进行控制，减少怀孕时的风险，如糖尿病、心脏病、高血压、肿瘤、肝肾功能不全等，需要在备孕、妊娠期间加强监测。但对于有地中海贫血、孤独症、唐氏综合征等疾病家族史及不良的妊娠和分娩史（习惯性流产、多次人工流产、分娩过畸形儿、不明原因死胎等）的女性，孕前还需要进行复发风险评估及预测。

　　此外，还有一些情况是不适合妊娠的，如夫妇双方有罹患精神病、先天性聋哑、智力低下等疾病，子女遗传的可能性大。另外，对于患有严重疾病、妊娠会危及生命的女性，也建议不要妊娠。

**不适合妊娠的严重疾病有**

- 重度慢性高血压且有心、脑、肾功能的严重损害。
- 患有糖尿病且已有严重的并发症。
- 肾脏疾病、肾脏功能严重受损。
- 心血管病变：心功能Ⅲ～Ⅳ级，青紫型先天性心脏病，处于风湿活动期，有细菌性心内膜炎等。
- 患有严重的常染色体遗传性疾病、极重度智能低下。
- 有晚期恶性肿瘤。
- 有遗传倾向和攻击行为的严重精神疾病。

## 3.3.5 除了查出来的不好指标外，还有哪些情况需要暂缓妊娠？

- **慢性疾病管理不稳定**：如果您患有慢性疾病，如高血压、糖尿病、心脏病或肾脏疾病，并且该疾病在备孕前或备孕期间的情况不稳定，医生可能建议您延迟妊娠，以便稳定疾病并减少对胎儿的风险。
- **服用影响妊娠的药物**：某些药物可能对胎儿有害，如抗癫痫药物、抗精神病药物、免疫抑制剂等。如果您正在服用这些药物，医生可能建议您在停药或更换安全替代药物之前暂缓妊娠。
- **手术或治疗**：如果您计划进行需要全身麻醉的手术或其他治疗，医生可能建议您延迟妊娠，以便在手术或治疗完成后适当康复。
- **感染或疾病**：如果您患有严重的感染或疾病，医生可能建议您暂缓妊娠，以便您的身体能够康复并减少对胎儿的风险。
- **心理健康问题**：如果您正在经历严重的心理健康问题，如抑郁症、焦虑症或其他精神疾病，医生可能建议您在恢复或疾病稳定后再考虑妊娠。

这些只是一些常见的情况，每个人的情况都是独特的。如果您有任何担忧或疑虑，请咨询您的医生，以便获得针对您个人情况的专业建议。

**Tips**

备孕期间需要调整生活习惯，合理安排饮食，均衡营养，戒烟禁酒，保持充足的睡眠，进行适量的运动，提高身体素质。

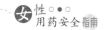

# 3.4  叶酸，你会补吗？

备孕期间，医生往往会建议补充叶酸，不要看叶酸只是小小的一片，却把无数家庭从胎儿畸形的阴影中解救出来。但是，你真的补对叶酸了吗？

## 3.4.1  叶酸是什么？补叶酸有什么用？

叶酸是 B 族维生素的一种，又称"维生素 Bc""维生素 M"和蝶酰谷氨酸。叶酸在胎儿发育的过程中起到很大的作用，是胎儿生长过程中的必备物质，而且不同年龄阶段的人群对叶酸也有相应的需求量。叶酸可以降低新生儿神经管缺陷和唇腭裂的发生概率，还能促进红细胞的成熟以及血红蛋白的合成，控制血液中高同型半胱氨酸的水平，防治动脉粥样硬化、心血管疾病。

1991年，英国医学研究委员会首次证实了妊娠前后补充叶酸可预防神经管畸形（neural tube defects，NTDs）的发生，可降低50% ~ 70%的发病率。叶酸对NTDs的预防作用已被认为是20世纪后期最令人激动的医学发现之一。此外，研究发现，未补充叶酸或者低叶酸饮食的母亲，生出唇腭裂孩子的风险比正常补充叶酸的大约高6倍，孕早期补充叶酸可预防唇腭裂儿的出生。

叶酸缺乏也与巨幼细胞贫血（megaloblastic anemia，MA）的发生密切相关，以婴孩与孕妇多见。如果在临产或产后早期耗尽叶酸的储备，可以导致胎儿和母亲罹患巨幼细胞贫血，补充叶酸后，可迅速恢复和治愈。同时，叶酸缺乏还会给母体和胎儿带来危害，会增加习惯性流产、早产、婴儿出生体重过低、胎儿消化不良及生长迟缓等情况的发生。

# 3.4.2 叶酸的补法因人而异

叶酸需要在体内代谢成为5-甲基四氢叶酸时才有作用，而叶酸在体内的代谢受多重因素的影响，尤其是遗传因素。研究发现，对于不同基因型的人，叶酸的代谢能力有很大的差异。因此，建议采用个体化的叶酸补充方案。建议备孕的夫妻、准妈妈等需要补充叶酸的人群先做一下叶酸代谢基因检测，根据结果来判断补充叶酸的量，并可以根据表3.3判断自己的风险等级。

表3.3 叶酸代谢基因检测结果

| 基因 | 位点 | 正常基因型 | 杂合基因型 | 突变基因型 | 中国人群所占比例 |
|------|------|-----------|-----------|-----------|----------------|
| MTHFR | C677T | CC（正常） | CT（正常） | TT（风险） | 22%、50%、28% |
| | A1298C | AA（正常） | AC（正常） | CC（风险） | 66%、31%、4% |
| MTRR | A66G | AA（正常） | AG（风险） | GG（风险） | 58%、36%、6% |

根据检测结果，判断风险等级

| 风险等级 | 结果 | 备注 |
|---------|------|------|
| 未发现风险 | 3个位点均无突变，或仅 MTHFR 基因 C667T 或仅 MTHFR 基因 A1298C | MTRR 基因 A66G 位点是否突变是风险分级的关键因素 |
| 低度风险 | MTHFR 基因 C667T 和 A1298C，或仅 MTHFR 基因 T677T 或仅 MTHFR 基因 C1298C 或仅 MTRR 基因 A66G | |
| 中度风险 | MTRR 基因 A66G 伴 MTFHR 基因 T677T 或 C1298C 或仅 MTRR 基因 G66G | |
| 高度风险 | MTRR 基因 G66G 伴 MTFHR 基因 T677T 或 C1298C | |

叶酸代谢基因突变患者的叶酸补充量参考见表3.4。

表3.4 叶酸代谢基因突变患者的叶酸补充量

| 检测结果 | 孕前3个月 | 孕早期（0～12周） | 孕中后期（13～40周） |
|---------|----------|-----------------|---------------------|
| 未发现风险 | 400μg/d | 400μg/d | 食补为主 |
| 低度风险 | 400μg/d | 400μg/d | 400μg/d |

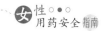

续表

| 检测结果 | 孕前3个月 | 孕早期（0～12周） | 孕中后期（13～40周） |
|---|---|---|---|
| 中度风险 | 400μg/d | 800μg/d | 400μg/d |
| 高度风险 | 800μg/d | 800μg/d | 400μg/d |

此外，结合育龄女性自身的情况，叶酸补充的量也因人而异。

- 无高危因素的妇女：建议从可能怀孕或者孕前至少3个月开始补充叶酸，每日补充0.4mg或者0.8mg，直至妊娠满3个月。
- 有神经管畸形（NTDs）生育史的妇女：建议从可能妊娠或孕前至少1个月开始，补充大剂量叶酸1～4mg/d，直至妊娠满3个月；因剂型的原因，可增补叶酸5mg/d。妊娠12周后可将剂量减少到至少0.4mg/d。
- 患先天性脑积水、先天性心脏病、唇腭裂、肢体缺陷、泌尿系统缺陷，或有上述缺陷家族史，或一、二级直系亲属中有NTDs生育史的妇女：建议从可能妊娠或孕前至少3个月开始，补充叶酸0.8～1.0mg/d，直至妊娠满3个月。
- 患糖尿病、肥胖、癫痫、胃肠道吸收不良性等疾病，或正在服用增加胎儿NTDs发生风险的药物（如卡马西平、丙戊酸、苯妥英钠、苯巴比妥、二甲双胍、甲氨蝶呤、柳氮磺吡啶、甲氧苄啶、氨苯蝶啶、考来烯胺等）的妇女：建议从可能妊娠或孕前至少3个月开始，增补叶酸0.8～1.0mg/d，直至妊娠满3个月。
- 患有高同型半胱氨酸血症妇女：建议每日补充剂量至少5mg，直至血液同型半胱氨酸水平降低至正常后再考虑受孕，并且一直服用直至妊娠满3个月。同时需要口服甲钴胺0.5mg，1天3次，促进叶酸的吸收。
- 根据生活习惯、区域的区别，可酌情增加补充剂量或延长孕前增补时间：比如居住在北方地区，尤其北方农村地区，对新鲜蔬菜和水果的食用量小，血液叶酸水平相对偏低；或者备孕时间短，未及时提前补充叶酸。

### 3.4.3　不想吃药，能不能通过服用叶酸含量高的食物来补充？

答案是不能。

叶酸广泛分布于绿叶植物中，如菠菜、甜菜、硬花甘蓝等绿叶蔬菜，在动物性食品（肝脏、肾、蛋黄等）与水果（柑橘、猕猴桃等）和酵母中也广泛存在。但是叶酸不稳定，对热、光、酸都很敏感，在烹饪过程中50%～90%都会被破坏，没有被破坏的部分再进入体内吸收，生物利用率也只有一半左右，远远不够备孕时叶酸所需要的量。

平时我们也不特意补充叶酸，也不见得我们有缺乏叶酸的症状。因为我们人类的肠道细菌本身也能合成叶酸，加之食物中的补充，一般来说，正常人对叶酸的需要量为100～200μg/d，非妊娠期间需要的量少，一般不易缺乏叶酸，所以平时我们也不特意补充叶酸。而孕妇对叶酸的需要量则为400μg/d，是正常人的几倍，正常饮食补充的叶酸是完全不够的。因此，需要额外补充叶酸来满足需求。

对于一般人群来说，叶酸补充的有效且安全的剂量为400～1000μg/d，需注意的是，长期大剂量（>1000μg/d）补充叶酸（包括叶酸强化食物）是有可能产生健康风险，如掩盖维生素$B_{12}$缺乏的早期表现、加重神经系统退行性病变、与其他药物相互干扰、影响锌吸收等。但是我们上面说了也有一些特殊情况的人群需要大剂量长期补充叶酸，对于有NTDs生育史女性或者夫妻一方患NTDs的，建议从可能妊娠或孕前至少1个月开始，增补叶酸1～4mg/d，直至妊娠满3个月。

### 3.4.4　叶酸的产品那么多，哪种比较好？

目前，市场上的叶酸产品主要是合成叶酸，生物利用率能接近100%，合成叶酸与膳食混合后的生物利用率是纯天然食物叶酸利用率的1.7倍。而天然叶酸的产品较少，生物利用率只有50%，有的产品会以"天然叶酸"的

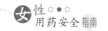

概念出现，判断是不是真的天然叶酸，就要仔细看一下成分。

此外，我们也发现，市面上的叶酸补充剂的价格参差不齐，有的要上百块，有的才几块，究竟哪种比较好呢？一般来说，"保健品"类的叶酸价格较贵，部分"保健品"类的叶酸还会额外添加一些维生素、矿物质等营养成分，而"药品"类的叶酸价格便宜，只含有叶酸一种成分。在选择上，如果只是单纯补充叶酸，一般只要产品的叶酸含量达标（0.4mg）都可以选用。如果有补充其他营养素的要求，则可以选用复合维生素产品。

# 3.4.5  补充叶酸，分不分男女有别？

补充叶酸不是女性的专利，男性也会缺乏叶酸，而且缺乏叶酸会导致精液浓度降低、精子活力减弱、精液染色体数量异常等情况。这不仅会让孕妈妈的流产风险的概率增加，还同样会引起新生儿出生缺陷，如唐氏综合征，甚至会使新生儿长大后患癌症的概率增加。

现在的男性坐在电脑前的时间增加，在外应酬也多，免不了吸烟喝酒，导致很多男性的精子质量不佳，所以建议各位男性在备孕期间也需要补充叶酸。如果男性每天服用一些叶酸，精子异常的危险性会降低30%左右。

Tips

• 针对《卫生部关于印发〈增补叶酸预防神经管缺陷项目管理方案〉》（卫妇社发〔2009〕60号）的通知，我国有免费的叶酸发放，可以凭身份证到当地计划生育相关部门、社区卫生服务中心、妇幼保健院、乡镇卫生所领取。

• 补充叶酸时，不能与酒同服，所以备孕期服用叶酸也需要注意这一点，包括准爸爸们。乙醇会干扰叶酸的代谢，可使二氢叶酸还原酶活性下降及红细胞叶酸的含量降低。

• 建议备孕和孕早期女性多食用富含叶酸的食物，如绿叶蔬菜和新鲜水果，养成健康的生活方式，保持合理的体重。

# 3.5  备孕期，哪些药物不能用？

备孕是一件谨慎的工程，备孕期很多药物都是需要避免使用的，如果正在备孕的女性服用有生殖毒性的药物后，可能会导致胎儿畸形。一般，医生会建议提前3个月停止服用不必要的药物，如有正在服用的药物或者慢性病治疗，趁此期间要和经治医生沟通，在孕前做好剂量调整或改换更安全的剂型。因为从男性精子的发育角度考虑，男性大约每42～76天就会轮换一批新的精子。而从女性卵子的发育角度考虑，每个月经周期一般排出1个成熟卵子，而这个卵子在排出前经历生长—发育—成熟共需要大约85天。所以，停药或者调整药物至少3个月后再准备怀孕，这时相遇结合为受精卵的卵子和精子都是没有受药物影响的。

那备孕期间的用药原则是什么？备孕期是不是什么药都不能用呢？我们来看以下内容。

## 3.5.1  备孕期的用药原则是什么？

备孕期的用药原则是：孕妇可以安全使用的药物，在备孕期也能使用。

很早之前，美国食品和药品监督管理局（Food and Drug Administration，FDA）将孕期的用药按照安全性分成5级，简单来说：

**孕期用药等级**

• A级药：可以放心服用。

• B级药：如病情需要，该用则用。

• C级药：只有利大于弊时才用，有更安全级别的药物时则不用。

• D级药：是非用不可时才用。

• X级药：备孕禁用。

但是2014年12月，FDA发布通告称因该分类系统过于简单，并不能

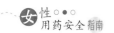

有效传递妊娠期、哺乳期及潜在备孕男女的用药风险，而被弃用。取而代之的是妊娠和哺乳期药品标签规则（Pregnancy and Lactation Labeling Rule，PLLR）。新系统虽然能提供更为细致的孕期用药安全信息，但这项浩大的工程会持续数年之久，我们并不能快速获取相关信息。因此，ABCDX分类依然在国内使用，并给我们提供参考。

同时，妊娠期的用药决策支持还可以参考：

- 说明书。
- 临床指南。
- 教科书。
- 循证级别高的Meta分析数据。

此外，如果您能熟练使用英文，推荐以下的权威网站来查阅备孕期用药的相关知识：

- https://www.cdc.gov/pregnancy/meds/
- https://www.fda.gov
- https://www.rxlist.com/script/main/hp.asp
- https://www.drugfuture.com/mt/search.aspx

## 3.5.2 备孕期，需要严格避免使用的药物有哪些?

在备孕期间，应避免或尽量减少使用某些药物，因为它们可能对胎儿的健康产生不良影响。以下是备孕期间应避免或咨询医生后使用的一些常见药物类别和药物。

**备孕期应避免或咨询医生后使用的一些常见的药物有**

- 甲氨蝶呤：除治疗肿瘤外还可用于系统性红斑狼疮、银屑病、类风湿关节炎。备孕期间应停药，如之前有使用，应检测血药浓度来确定体内已经没有药物。

- 利巴韦林：抗病毒药，利巴韦林可能会导致胎儿出生缺陷或死胎。
  备孕期间无论男性还是女性使用利巴韦林，需停药至少6个月，才可以备孕。

- 吗替麦考酚酯：用于预防同种肾移植患者的排斥反应。
  备孕期间需停药至少6周，才可以备孕。

- 生物制剂
    - 利妥昔单抗：用于复发或耐药的滤泡性中央型淋巴瘤的治疗。
    备孕期间需停药至少6个月才可以备孕。
    - 托珠单抗：用于改善病情的抗风湿药物。
    备孕期间需要停药3个月。
    - 阿那白滞素、阿巴西普、贝利木单抗也是备孕期间不能使用的药物。

- 沙利度胺：是一种免疫调节药物，曾被广泛使用。然而，沙利度胺在妊娠期间与严重的胎儿发育缺陷相关联，因此，在备孕期间应避免使用。

- 来氟米特：是一种用于治疗类风湿性关节炎和其他自身免疫疾病的药物。它可能对胎儿有害，因此在备孕期间应停止使用，并等待一段时间，以确保身体完全清除该药物。

- 异维A酸：是一种用于治疗严重痤疮的药物。它在妊娠期间与严重的胎儿畸形风险相关联。如果您正在使用异维A酸，应在备孕之前停止使用，并等待一段时间，以确保身体完全清除该药物。

- 类固醇药物：包括口服或局部使用的类固醇，如泼尼松、地塞米松等。若需要服用，请咨询专业医生是否需要减小剂量或者停药。

- 某些抗生素：可能对胎儿有害，特别是四环素类药物。如果您需要使用抗生素，请咨询医生以了解哪些抗生素是安全的。

- 抗凝药物：如华法林可能对胎儿有害，因为它们可能导致出血风险增加。如果您正在服用抗凝药物，请咨询医生以寻求替代方案。

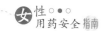

- 抗癫痫药物：如苯妥英钠和卡马西平，可能增加胎儿发育问题的风险。
- 治疗精神疾病的药物：某些精神疾病的药物，包括抗抑郁药和抗精神病药，可能对胎儿产生不利的影响。如果您正在接受此类治疗，请咨询医生以了解更安全的选择。

这只是一些常见的药物，请注意这里列出的并不是完整的清单。在备孕期间，最好与医生或药剂师咨询，确保了解哪些药物是安全的，并获得正确的指导。

### 3.5.3 备孕期，可以安全使用的常见药物有哪些？

维生素类、微量元素、叶酸、左甲状腺素、枸橼酸钾、氯化钾等药物属于A级药物，在按说明书剂量服用的情况下，备孕期间可以安全服用。

以下的药物在动物繁殖性研究中未发现有副作用，但没有妊娠妇女的对照研究实验可以证明的，属于B级药物，备孕期间身体不适，如病情需要，也是可选择使用的。

- 解热镇痛类药：对乙酰氨基酚等。
- 抗生素类：青霉素、阿莫西林、头孢、红霉素、阿奇霉素、甲硝唑（外用）等。
- 抗过敏药：氯苯那敏、氯雷他定等。
- 内分泌治疗药：胰岛素、拜糖平、二甲双胍、门冬胰岛素等。
- 消化类药物：泮托拉唑、雷尼替丁等。

## 3.5.4 备孕期，特殊情况安全用药有哪些？

（1）备孕期发烧

发烧超过38.5℃时最好使用解热镇痛药，因为高烧对身体的损害大于药物的损伤，对乙酰氨基酚是较安全的选择。

（2）皮肤瘙痒

可选用炉甘石洗剂。

（3）备孕期感染

细菌感染时选用青霉素、头孢、阿奇霉素时较安全，阴道真菌感染时可选择局部使用克霉唑。

（4）备孕期非细菌感染性腹泻

可以选用蒙脱石散、益生菌。

## 3.5.5 备孕期，男性不能使用的药物有哪些？

备孕是夫妻两个人的事。当然，备孕期男性也有很多药物是不可以使用的，会直接或者间接降低女性的受孕概率或者影响优生优育。

在男性备孕期间，有一些药物可能对生育能力产生负面影响。

**男性在备孕期间应避免或谨慎使用以下的药物或治疗**

- 抗肿瘤药物：某些抗肿瘤药物（如氟尿嘧啶和环磷酰胺）可能对精子产生不利的影响。
- 免疫抑制药物：某些免疫抑制药物（如环孢素和硫唑嘌呤）可能会降低精子的质量和数量。
- 雄性激素药物：包括睾酮或类固醇类药物，因为它们可能干扰精子生产和性腺功能。
- 雌激素药物：雌激素类药物可能对男性的生育能力产生负面影响。
- 抗癫痫药物：一些抗癫痫药物（如卡马西平和苯妥英钠）可能会降低

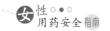

精子的质量和数量。

· **放射治疗**：接受放射治疗可能对睾丸产生负面影响，抑制精子的产生。

除了这些特定的药物，如果男性正在服用任何处方药或非处方药，最好咨询医生或药师，了解它们是否对生育能力有任何的潜在影响。此外，药物以外的因素，如酒精和尼古丁等，也可能对男性的生育能力产生负面影响，所以最好避免或减少使用这些物质。

在备孕期间，男性用药一定要小心，根据自身情况停用或者调整药物。不过，药物对男性生殖的影响的相关研究比较少。如果男性在妻子孕前，在不知情下误服了药物，也不用太担心。

# 3.5.6　备孕期，要不要接种疫苗？

目前，绝大部分的疫苗都是经病毒灭活，已经没有致病性，但是它们的妊娠危险等级属于C级。对照用药原则，在备孕期间，做好传染病的预防措施，可以先不用接种。但对于高危人群或紧急情况下需要特殊对待，比如被狗咬伤的备孕女性，毫无疑问应该及时接种疫苗，因为人患狂犬病后的病死率接近100%，而疫苗接种相对安全，该接种时还是要接种。

但是麻疹、风疹、腮腺炎三联疫苗这类属于减毒活疫苗，病毒有一定的活性，接种后大约需3个月的时间才能使活病毒完全从人体清除。如果备孕时，血液化验提示风疹病毒抗体IgG阴性，可以注射麻疹、风疹、腮腺炎三联疫苗来获得抗体，但一定要在接种3个月后才能备孕。

关于备孕期是否接种新冠病毒疫苗的情况，国家卫生健康委员会发布了《新冠病毒疫苗接种技术指南（第一版）》，对于有备孕计划的男性或女性，不必因为接种新冠病毒疫苗而推迟怀孕计划。女性目前只有孕期是接种新冠病毒疫苗的禁忌，虽然不建议孕期接种，但如果接种后才发现怀孕也不需要终止妊娠。

Tips

备孕期的药物使用，不是想象的那么可怕，针对多数药物，短期小剂量使用是安全的，只需要记住：不需要用的药尽量避免使用，有病需要用药就应该遵医嘱使用。

• 存在高血压、哮喘、抑郁症、红斑狼疮、甲状腺功能亢进（甲亢）、甲状腺功能减退（甲减）等慢性病的患者在备孕时也不能随意停药，要和经治医生沟通你的备孕计划，在孕前做好剂量调整或改换更安全的品种，在专业医生和药师指导下合理用药。

• 如果是可以停药的情况，一般药品经过5个半衰期可以完全排出体外，不会影响后面的卵子、精子发育；药物的半衰期在说明书里一般都有标注，可以查阅或咨询药师。

• 在看病的时候要跟医生说明在备孕，让医生把这个情况考虑进去。

• 服用药物时，一定要仔细翻阅说明书，认真阅读有关孕妇的用药一栏，注意孕妇"慎用、禁用"等文字。

• 千万不能自己滥用药物或听信偏方、秘方，不要随意使用保健品、广告药品或不了解的新药。

• 建议如果孕前用药了，怀孕之后也别过于紧张，受精后2周内（月经周期28天或停经28天内），受精卵未着床，用药对胎儿的影响是"全"或"无"。"全"表现为胚胎早期死亡而导致自然流产；"无"表现为胚胎继续发育，不出现异常。做好孕期的各项检查，尤其是排畸检查，确保胎儿的各个阶段发育正常就好。

# 第4章

# 妊 娠 期

女 性 用 药 安 全 指 南

# 4.1 用药后发现怀孕，怎么办？

随着社会的不断发展，我国高龄孕产妇的比例有所上升。同时，由于社会节奏加快、慢性疾病的患病年龄年轻化，合并慢性疾病且需长期药物治疗的孕妇数量也逐年增多，进而导致女性怀孕前和妊娠期用药的比例上升。研究表明，60% ~ 90%的女性在孕期使用过药物，平均使用药物2 ~ 4种。此外，不少女性在服用了一些药物之后才发现自己已经怀孕了，担忧服药是否会影响胎儿的健康。越来越多的育龄女性希望在用药方面事前干预、主动防控，将用药的风险降到最低。

那么，用药后发现自己怀孕后到底该怎么办？孕期用药会不会影响到胎儿？哪些药物是安全的？孕期药品的安全分级有哪些？接下来，我们就讲讲这些问题。

## 4.1.1 药物对胎儿的影响与服药的发生时间有关

药物对胎儿的影响与服药的发生时间有很大的联系，这是因为不同孕周的胚胎/胎儿的发育具有不同的特点，其药物的敏感性也有不同。如果孕妇在胚胎/胎儿某个器官发育的关键时期运用了对它敏感的药物，相对其他时期，增加造成损伤的风险就会加大（图4.1）。

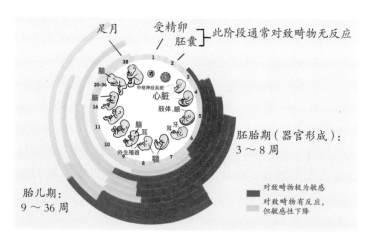

图 4.1　致畸物常作用的部位

对于孕期用药而言，我们可以将整个孕期分为以下3个阶段。

**（1）阶段1：围着床期（约受精后2周内）——"全或无"时期**

这个时期的主要任务是进行分裂。使用药物造成的结果有两种：一种是大量的细胞被破坏，引起胚胎停止发育，外在表现就是自然流产；另一种情况是只有一部分细胞受损，可在接下来的发育中自行弥补而正常存活，药物不会对胚胎造成影响。

这就是我们所说的"全或无"理论。这个"全或无"时间的把握，需要专业医生根据女性的末次月经、月经周期是否规律以及B超单检查结果等进行专业的判断，每位个体的"全或无"的时间均不同，不可自行判断。此外，也有极少数药物不适用于这个理论，如利巴韦林、异维A酸等，因此，需要咨询专业的医生或药师。

**（2）阶段2：胚胎期（约受精后3～8周）——"致畸高度敏感期"**

这个时期是器官形成的阶段，细胞增殖和分化较活跃。如果胚胎在这个时期受到某些药物的影响，引起结构缺陷的可能性就会较大。由于各器官分化和发育的时间迟早不一，不同时间的暴露，会导致畸形的器官有所不同。如人类受精后21～40天左右，胚胎的心脏发育最容易受到影响；受精后24～46天，四肢和眼睛最易受到影响。

值得注意的是，部分药物的不良反应不一定会立即表现出来，而是多年以后才逐渐显现，如因孕期应用己烯雌酚而导致的生殖道畸形或阴道癌，一直要到孩子处于青春期才会表现出来。

如果是在这个阶段使用了药物，需要将所用药物的名称、剂量、持续时间等信息告知医生或药师，接受专业指导。

（3）阶段3：胎儿期（约受精后9周～足月）——"系统发育时期"

这个时期是胎儿宫内生长的阶段，胎儿的器官的体积逐步增大，功能不断完善，致畸因素作用于胎儿时较少发生严重的结构畸形，但也会影响胎儿的器官功能完善和生长发育。

一部分器官或系统是在孕中晚期才开始发育和完善的，我们不能简单地一概而论，要看具体的药物和它可能影响的器官或系统。此期间如受有害药物的影响，主要引起功能缺陷、发育迟缓、低出生体重、早产率增加等。如妊娠第24周后应用四环素，可引起肢体短小和黄褐色牙齿等。

当然，除了药物使用的时间，还需要关注使用药物的不同性质、药物使用的剂量和持续时间等。

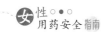

# 4.2 哪些药物在孕期不能用？

孕妈妈对于药物的使用总会充满担忧，在某些情况下，可能不得不服用一些药物来缓解自身的不适。一般来说，如果有医嘱，在怀孕期间适当服用某些安全性高的药物对于胎儿健康的影响是微乎其微的，但是有一些药物在怀孕期间是需要避免服用的。

## 4.2.1 妊娠药物分级

不同的药物有不同的致畸性，会作用在不同的组织器官靶点，因此，不能一概而论。FDA根据药物对胎儿的危险性，将药物分为5个等级：A、B、C、D和X。

**妊娠药物等级**

- A级：在有对照组的情形下发现药物对胎儿并无害处，其对于人类不会引起胎儿畸形，属于安全药物，如孕期专用维生素即属此类。
- B级：动物实验证实其对胎儿无害或无不良的影响，但因无法在人体做相对应的实验，所以目前依旧无法证实对人类胎儿有不良影响。
- C级：动物实验证明其对动物胎儿有影响，但是缺乏对人类的相应研究，或在人类与动物实验中都无适当研究。对这类药物在使用上，须谨慎小心，同时要咨询医生。
- D级：已证实对人类胎儿有明确的危险性，但用药后对孕妇有绝对的好处。除非母体有生命危险或严重疾病，且尚无其他安全性的替代药物时才能使用，以维持生命或减少对生命的威胁。
- X级：已证实会造成人类胎儿异常，在一般孕期中及临床上已被禁用。

2014年12月，FDA发布通告称因该分类系统过于简单，并不能有效传递妊娠期、哺乳期及潜在备孕男女的用药风险，而被弃用。取而代之的是妊娠和哺乳期药品标签规则（Pregnancy and Lactation Labeling Rule，PLLR），新系统虽然能提供更为细致的孕期用药安全信息，但这项浩大的工程会持续数年之久，我们并不能快速获取相关信息。因此，ABCDX 分类依然在国内使用，并给我们提供参考。

此外，建议孕妈妈在使用药物前，一定要仔细阅读药品说明书，尤其是孕期和哺乳期用药以及禁忌证的内容，看看其对孕期、哺乳期用药安全性的描述，如果发现有孕妇"慎用""忌用""禁用"等字样，务必提高警惕，咨询医生后决定是否用药。

## 4.2.2　孕妈妈禁用的药物

表4.1为我们列举了一部分对人体胚胎/胎儿毒性大的药物/介质。

表4.1　对人体胚胎/胎儿毒性大的药物/介质的举例汇总

| 药物/介质 | 胚胎/胎儿毒性 |
| --- | --- |
| 沙利度胺 | 四肢畸形 |
| 苯妥英 | 多发性畸形 |
| 可卡因 | 中枢神经系统、肠和肾损伤 |
| 丙戊酸 | 脊柱裂、多发性畸形 |
| 雄激素 | 女性男性化 |
| 酒精 | 胎儿酒精综合征 |
| 电离辐射 | 小头畸形、白血病 |
| 碘中毒 | 可逆性甲状腺功能减退 |
| 铅中毒 | 认知发育迟缓 |
| 锂中毒 | 三尖瓣下移畸形 |

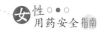

续表

| 药物 / 介质 | 胚胎 / 胎儿毒性 |
|---|---|
| 甲基汞 | 脑瘫或智力低下 |
| 维 A 酸 | 听力、中枢神经系统、心脏血管、骨骼发育异常 |

最后，还是建议孕妈妈在使用任何药物前，应先咨询专业医生，慎用药物，才能确保孕妈妈自身的安全及健康，并避免胎儿受影响。

# 4.3 认识药物流产和手术流产

近年来，随着我国社会经济发展、性观念的开放，因意外怀孕选择终止早期妊娠的女性数量逐渐增加。另外，受环境、高龄妊娠等影响，孕早期胚胎停育的发生率增高，需要终止妊娠的情况也较为常见。还有一部分孕妈妈由于本身患有严重的疾病，不宜继续妊娠，需要采取手段来终止妊娠。目前，终止早期妊娠的方法主要包含两种：药物流产和手术流产。

## 4.3.1 药物流产

（1）定义：药物流产是指应用药物来终止早期妊娠的方法。

（2）优点：方法简单，不需要宫内操作，相对无创伤性。

（3）缺点：药物流产的成功率高，但是一旦失败，需要进行清宫术。此外，药物流产也具有一定的风险，因此需要在正规医院，在医生的指导和操作下进行。

（4）适应证：①药物流产常规是适合49天以内的早孕流产，目前指南指出进行药物流产的时间可稍延长。②超声确诊为宫内妊娠，且孕囊的最大径线≤2.5cm。③手术流产的高危对象，如瘢痕子宫、多次人工流产及严重盆骨畸形等。

（5）使用的药物：通常使用米非司酮和米索前列醇，先使胚胎剥离母体，然后再通过子宫的收缩将胚胎排出体外。用药方法具有明确的要求，需要在临床医生的指导下服药。

（6）禁忌证：①有使用米非司酮的禁忌证，如肾上腺疾病、与甾体激素相关的肿瘤、糖尿病、血液系统疾病等；②有使用前列腺素的禁忌证，如高血压、哮喘、癫痫、过敏体质等；③长期服用治疗结核、癫痫、抗抑郁的药物，如巴比妥类药物等；④宫外孕等。

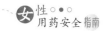

（7）副作用：药物流产的副作用相对较轻，如恶心、呕吐、下腹痛和乏力，用药后应严密随访，可能出血10天，出血量多者需要急诊刮宫，增加了阴道和宫腔感染的概率。

需要强调的是：上述适应证和禁忌证不能由患者自行判断，需要在专业医生的判断下执行，切不可自行用药。尤其是对于存在宫外孕的妇女，自行采用药物流产的话，可导致休克，危及生命！因此，药物流产必须在正规、有抢救条件的医疗机构施行，否则可能导致严重后果。

## 4.3.2　手术流产

（1）定义：是指用负压吸引术、钳刮术或其他手术方式终止妊娠的方法。

（2）适应证：①负压吸引术，适用于妊娠10周内的妊娠。②钳刮术，适用于妊娠10～14周以内的妊娠。

（3）禁忌证：①负压吸引术的禁忌证包括各种疾病的急性阶段、生殖器炎症，术前两次体温在37.5℃以上及全身健康状况不良者。②钳刮术的禁忌证同负压吸引术。

需要强调的是：虽然目前手术流产的成功率高，但不代表完全没有伤害。另外，毕竟是一次手术，可能导致术中出血、术后感染等，因此，需要在正规、有抢救条件的医疗机构进行。

# 4.4　流产后多久能再次备孕？

一部分女性因各种原因发生了自然流产，也有一部分女性因某种原因不得不选择人工流产，流产后多久可以再次怀孕是她们非常关注的问题。根据流产对身体的影响不同，恢复和再孕需要的时间也不同。

## 4.4.1　自然流产

如果是自然流产，特别是在极早期发现"生化妊娠"（尿液或血液检查提示怀孕，但超声从来没有见到孕囊）的女性，月经来潮后当月就可以积极备孕。

对于其他情况下的自然流产，若没有进行清宫术，子宫内膜所受的创伤相对较小，经过休整后，有过一次规律的月经周期，并且并未出现其他异常指标的情况下，第二个月就可以再次备孕了。

## 4.4.2　人工流产

2015年美国权威杂志发表了一项研究，把1100例患者分成2组，分别是流产后3个月内的妊娠组和流产后3～6个月的妊娠组。结果发现，两组间的活产率和不良妊娠结局（包括流产率）并没有显著差异。前一组患者从流产结束到怀孕的平均时间还不到9周。

如果是人工流产，若流产过程相对顺利，没有进行清宫术，流产后恢复也较顺利，无发热、腹痛、残留等问题。理论上，只要恢复正常的月经周期，月经量正常，就可以再怀孕。不过考虑到有些患者有因流产产生的身心影响，有时候医生会建议流产后3～6个月再怀孕。大家可以根据自己的情况，结合医生的建议选择合适的时机怀孕。

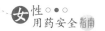

### 4.4.3 胚胎停育

如果出现胚胎停育，有条件的话可以进行绒毛染色体检查。检查若提示染色体异常，通常为自然淘汰，不会影响下次受孕。检查若提示染色体无异常，建议夫妻双方均进行流产相关的检查，根据检查结果再决定下次怀孕的时机。

### 4.4.4 习惯性流产

习惯性流产指的是超过3次的胚胎停育或者自然流产。建议全面查找原因，根据检查结果来分析具体情况，听从专业医生的指导。

# 4.5　妊娠期，保胎药如何使用？

　　我们常说的保胎药通常是指口服、注射或阴道用的一些孕激素制剂，如地屈孕酮、黄体酮。怀孕期间，孕妈妈通常会定期检查体内的孕酮、人绒毛膜促性腺激素（human chorionic gonadotropin，HCG）的情况，一些患者在看到检查结果显示孕酮偏低时就会很紧张，因为她们听说孕酮低就容易造成流产，需要补充孕酮。

## 4.5.1　保胎药不能乱用

　　光看孕酮的指标就选择保胎是不科学的，我们需要具体情况具体分析。有的患者的HCG正常、超声检查正常而孕酮低，这种情况通常会建议复查，因为孕酮的分泌是脉冲式的，检验结果的波动非常大，临床上不少孕妈妈的抽血结果显示孕酮水平不高，但是胚胎发育很健康，不能单纯以一次孕酮的高低判断胚胎的异常与否。医生还会仔细追问患者的月经情况（月经周期多长、月经是否规律等），是否孕前服用过药物等问题。最后，是否需要医学介入要根据实际情况，同时结合血结果和超声结果综合评估，切不可擅自服用保胎药。

　　如果医生综合评估后，判断患者是本身黄体功能不足，分泌孕酮不够，存在流产风险，确实需要进行保胎，这时候才可以使用保胎药（包括口服、注射或阴道用一些孕激素制剂，如地屈孕酮、黄体酮）。

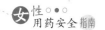

## 4.5.2 黄体酮

黄体酮是天然孕酮，有口服用药、阴道给药、肌内注射用药三种剂型。

（1）口服用药

黄体酮口服制剂需经胃肠道吸收，生物利用度较低。其特点是使用方便，价格较低。

建议空腹服药，最好在晚上睡前服用，如果一天需要服用2次，请在早晨和晚上睡前服用。如漏服1次，不可加倍服用。

口服黄体酮后很多患者会出现嗜睡、眩晕等症状，服药后请尽量避免驾驶、操作机械或高空作业。用药期间，长时间不动会增加患血栓的风险，请避免长时间坐或躺。

（2）阴道给药

黄体酮阴道给药制剂多为黄体酮缓释凝胶或微粒化黄体酮胶囊。其特点是局部给药，减少了全身性副作用。

由于剂型的特殊性，若在夏天，温度高易导致其融化。此时，可将带有塑片的包装盒用湿毛巾覆盖或者浸入冷水中，待成型后继续使用。使用阴道胶囊后几天内阴道分泌物中可能出现白色的微小球状物，这是正常现象，不需要过分惊慌。

与口服剂型类似，用药后可能会出现嗜睡、眩晕等症状，尽量避免驾驶、操作机械或高空作业，同时请避免长时间坐或躺。

（3）肌内注射用药

黄体酮注射制剂多为油状制剂，注射后吸收迅速。其特点为疗效确切，价格低廉。

需要注意的是，长期肌内注射时要频繁更换注射部位，以防止局部硬结。FDA也指出，对芝麻或芝麻油过敏者应禁用黄体酮注射液。

### 4.5.3　地屈孕酮

地屈孕酮是一种合成孕酮，只有口服剂型。口服容易吸收，服药后出现不舒服的情况较服用黄体酮有所减少，但价格比口服黄体酮高。

在服用过程中，与或不与食物同服都可以。如果出现胃部不适，请与食物同服；如果在首次用药后出现严重的头痛、血压升高，或在用药过程中恶化，请就诊或停药；如果出现严重的肝功能损伤，也应停药。

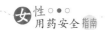

# 4.6 妊娠期，抗凝药如何使用？

妊娠是一种已知的高凝状态。研究显示，妊娠期间女性发生静脉栓塞的风险是普通人群的5倍，该风险将一直持续到产后的第12周，原因在于妊娠女性体内的一些凝血因子及纤维蛋白原水平升高。在临床上，有一部分妊娠患者在妊娠期和/或产后需要进行抗凝治疗，包括深静脉血栓形成高风险女性，以及一些胎儿丢失风险高的女性。与非妊娠女性的抗凝不同的是，妊娠期抗凝剂的选择需要充分考虑胎儿安全和母体因素。

## 4.6.1 妊娠期抗凝药的选择

肝素不通过胎盘并且不会引起胎儿的抗凝作用，所以，肝素可用于大多数的妊娠女性。肝素分为低分子量肝素和普通肝素两种。

（1）低分子量肝素

低分子量肝素是大多数妊娠女性的首选抗凝剂。

疗效和特点：低分子量肝素具有高效的抗凝作用，较普通肝素更有效。其产生的抗凝反应比普通肝素更可预测。

安全性：低分子量肝素属于FDA认证的妊娠期B类药物。B类药物在妊娠期使用是相对安全的。

常见的不良反应有出血、过敏、转氨酶升高、注射部位皮下瘀血、瘀斑、瘙痒、荨麻疹等，但多数的症状较轻，不影响治疗。对于有少量阴道出血的孕妇，应用低分子量肝素并不增加阴道的出血量。用药后可能更容易出血，请小心避免受伤（如使用软毛牙刷等）。

（2）普通肝素

疗效和特点：一般首选低分子量肝素，但对于严重肾功能不全的患者，普通肝素优于低分子量肝素。此外，普通肝素的价格更低。

安全性：现有证据尚未表明普通肝素对胎儿有任何的有害作用。

普通肝素常见的不良反应有血小板减少症（高达30%），以及肝脏转氨酶升高，注射部位皮下瘀血、瘀斑等。用药后可能更容易出血，请小心避免受伤（如使用软毛牙刷等）。

## 4.6.2　低分子量肝素的分类

不同通用名的低分子量肝素的生产方法不同，它们的分子量不同，抗Xa因子活性和抗Ⅱa因子活性等有差异，但是它们的临床效果没有差异。常见的低分子量肝素见表4.2。

表4.2　常见的低分子量肝素

| 因素 | 那屈肝素钙 | 达肝素钠 | 依诺肝素钠 |
| --- | --- | --- | --- |
| 生物利用度（%） | ≥ 89.0 | 87±6 | 91 ~ 100 |
| 平均分子量（D） | 4300 | 5000 | 4500 |
| 达峰时间（h） | 4 | 4 | 3 |
| 表观分布容积（L） | 6 ~ 7 | 2.8 ~ 4.2 | 4.3 |
| 表观消除率（L/h） | — | 1.09 ~ 1.72 | 0.09 |
| 半衰期（h） | 3.5 | 3 ~ 5 | 4.5 ~ 7.0 |
| 排泄 | 主要经肾脏排泄 | 主要经肾脏排泄 | 肝脏代谢，肾脏消除 40% |
| 抗 Xa 因子活性（IU/mg） | 95 ~ 130 | 110 ~ 210 | 90 ~ 125 |
| 抗 Ⅱa 因子活性（IU/mg） | — | 35 ~ 100 | 20 ~ 35 |
| 抗 Xa/ 抗 Ⅱa 活性比 | 2.5 ~ 4.0 | 1.9 ~ 3.2 | 3.3 ~ 5.3 |

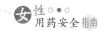
### 4.6.3　低分子量肝素，如何注射？

（1）注射部位的选择

皮下注射低分子量肝素的位置（图4.2）包括上臂三角肌下缘、上臂外侧、大腿前侧与外侧、腹壁、后背，其中，腹壁为首选部位。注射时可以于左右腹壁的前外侧或后外侧皮下组织内交替给药。

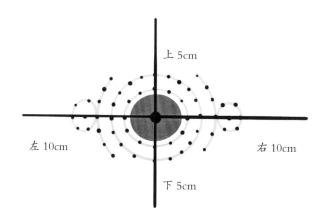

上 5cm

左 10cm

右 10cm

下 5cm

图 4.2　注射部位的选择
（红色区域为禁止注射区，黑点为注射点，中心为肚脐）

（2）进针方式

垂直进针对局部皮下组织的损伤小，不易引起出血，且患者的痛感明显减轻。斜刺进针时涉及的部位较多，若针头不慎刺入血管，容易使腹壁皮下组织形成瘀血、瘀斑。因此，垂直进针法较斜刺进针法造成皮肤瘀血的程度轻。

注意：临床上使用的低分子量肝素的规格多为预灌针剂。预装药液注射器可供直接使用，在注射之前勿将注射器内的气泡排出。注射前可以将针头朝下，将空气弹至药液上方，针筒内的空气正好将药液全部注入，既能保证剂量准确，又避免了针尖上的药液对局部的刺激，可减少局部瘀血。

（3）推注速度

推注速度不可太快，以防局部药物浓度迅速增高而产生疼痛并形成硬结；推注速度也不可太慢，针头长时间留在皮下组织，加之药物的刺激作用，反而导致局部疼痛痉挛。有研究推荐三个10s法：推注时间10s，注射完毕停留10s，观察10s。

（4）拔针后按压

一般来说，注射完低分子量肝素后，若无出血，可以不按压；有出血者，可以保持屈膝仰卧位或平卧位5～10min，使腹部皮肤处于放松状态，再用棉签轻压注射部位5min，按压力度以皮肤下陷1cm为宜。

# 4.6.4 低分子量肝素，如何使用监测?

妊娠期使用低分子量肝素，需要定期监测。监测内容主要集中在肝素可能引起的出血事件、凝血功能异常以及肝肾功能是否受损等方面，根据监测的指标，调整低分子量肝素的用量。

（1）出血症状监测：需严密观察用药过程中患者是否有鼻衄、牙龈出血、皮肤黏膜出血等情况。

（2）凝血功能监测。

（3）肝肾功能监测：肝肾功能损害者需减少剂量甚至停药，当肌酐清除率小于30mL/min，建议选择分子质量较大的低分子量肝素。

（4）其他特殊情况：合并血栓前状态的反复自然流产患者应同步监测血栓前状态的相关指标，包括凝血相关指标；相关自身抗体有抗心磷脂抗体、抗$\beta_2$糖蛋白1（$\beta_2$GP1）抗体、狼疮抗凝物、同型半胱氨酸；有条件的医疗机构还可以进行蛋白C、蛋白S、Ⅻ因子、抗凝血酶Ⅲ（AT–Ⅲ）等血栓前状态标志物的监测。

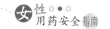

# 4.7 孕期贫血，如何补铁？

根据数据统计发现，我国孕妇的缺铁性贫血的患病率高达19.1%，也就是说，每5个孕妈妈里就有1个罹患缺铁性贫血。妊娠合并贫血对母体、胎儿和新生儿均会造成近期与远期影响，可增加胎儿生长受限、胎儿缺氧、羊水减少、早产等风险。那么，孕期什么时候开始补铁？如何补铁？下面就来讲讲孕期补铁的那些事。

## 4.7.1 缺铁性贫血，如何诊断？

孕期进行的血常规检查中有一项为血红蛋白水平。世界卫生组织认为妊娠期血红蛋白水平 <110g/L时可诊断为妊娠合并贫血。贫血可以分为轻度贫血（血红蛋白为100～109g/L）、中度贫血（血红蛋白为70～99g/L）、重度贫血（血红蛋白为40～69g/L）、极重度贫血（血红蛋白为<40g/L）。

此外，还有一项检查为血清铁蛋白检查。存在铁缺乏高危因素的孕妈妈，需要常规进行血清铁蛋白检查。铁缺乏的高危因素包括：曾患过贫血、多次妊娠、在1年内连续妊娠、素食等。因为血清铁蛋白不受近期铁摄入的影响，能较准确地反映铁的储存量。血清铁蛋白<30μg/L，即提示处于铁耗尽的早期，需及时治疗。

## 4.7.2 缺铁性贫血，有哪些临床表现？

疲劳是孕期缺铁性贫血最常见的症状，贫血严重者有脸色苍白、乏力、心悸、头晕、呼吸困难和烦躁等表现。

血红蛋白下降之前储存铁即可被耗尽，所以尚未发生贫血时，孕妈妈也可出现疲劳、易怒、注意力下降及脱发等铁缺乏的症状。存在高危因素的孕妈妈，即使血红蛋白≥110g/L，也应检查是否存在铁缺乏，进行血清铁蛋白的检查。

# 4.7.3 缺铁性贫血，如何治疗？

（1）口服铁剂

铁缺乏和轻、中度贫血者以口服铁剂治疗为主，并改善饮食，进食富含铁的食物。重度贫血者可采用口服铁剂或注射铁剂治疗，还可以采用少量多次输注浓缩红细胞的治疗方式。极重度贫血者首选输注浓缩红细胞，待血红蛋白达到70g/L、症状改善后，可改为口服铁剂或注射铁剂治疗。治疗至血红蛋白恢复正常后，应继续口服铁剂3～6个月或至产后3个月。

诊断明确的妊娠期贫血的孕妈妈应每天补充100～200mg元素铁，12周后复查血红蛋白来评估疗效，通常2周后血红蛋白水平增加10g/L，3～4周后增加20g/L。如果非贫血孕妈妈的血清铁蛋白<30μg/L，应每天摄入60mg元素铁，治疗8周后评估疗效。

由于部分食物会影响铁的吸收，因此，我们建议进食前1小时口服铁剂，同时可以与维生素C共同服用来增加铁的吸收率。表4.3为常用口服铁剂的规格、元素铁含量及补充元素铁量。

表4.3　常用口服铁剂的规格、元素铁含量及补充元素铁量

| 名称 | 规格 | 元素铁含量 | 补充元素铁量 |
|---|---|---|---|
| 多糖铁复合物 | 150mg/片 | 150mg/片 | 150～300mg/d |
| 富马酸亚铁 | 200mg/片 | 60mg/片 | 60～120mg/d，3次/d |
| 琥珀酸亚铁 | 100mg/片 | 30mg/片 | 60mg/d，3次/d |
| 硫酸亚铁 | 300mg/片 | 60mg/片 | 60mg/d，3次/d |
| 硫酸亚铁控释片 | 525mg/片 | 100mg/片 | 100mg/d |
| 葡萄糖酸亚铁 | 300mg/片 | 36mg/片 | 36～72mg/d，3次/d |
| 蛋白琥珀酸铁口服溶液 | 15mL/支 | 40mg/支 | 40～80mg/d，2次/d |

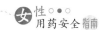

（2）注射铁剂

对于不能耐受口服铁剂、依从性不确定或口服铁剂无效者，可选择注射铁剂。注射铁剂可更快地恢复铁储存，升高血红蛋白的水平，需要在医生的专业评估下使用。

（3）饮食

通过饮食指导可增加铁摄入和铁吸收。血红素铁比非血红素铁更容易被吸收。膳食中的铁的95%为非血红素铁。富含血红素铁的食物有红色肉类、鱼类及禽类等。水果、土豆、绿叶蔬菜、菜花、胡萝卜和白菜等含维生素C的食物可促进铁吸收。

需要注意，牛奶及奶制品因含钙，可以抑制铁吸收。其他可以抑制铁吸收的食物还包括谷物、高精面粉、豆类、坚果、茶、咖啡、可可等，应尽量避免食用。

# 4.8　孕期需要补充哪些营养元素？

前面我们已经提到，备孕期和孕期都需要补充叶酸，其实，怀孕除了补充叶酸以外，还需要补充其他多种营养元素来保证母体及胎儿的营养供应。下面就和大家讲讲孕期需要补充的那些营养元素。

## 4.8.1　孕期的营养推荐

中国营养学会妇幼营养分会发布的孕期妇女平衡膳食宝塔如图4.3所示。

- 叶酸补充剂 0.4mg/d
- 贫血严重者在医生指导下补充铁剂
- 适度运动，经常户外活动
- 每周检测体重，维持孕期适宜增重
- 愉悦心情，充足睡眠
- 饮洁净水，少喝含糖饮料
- 准备母乳喂养
- 不吸烟，远离二手烟
- 不饮酒

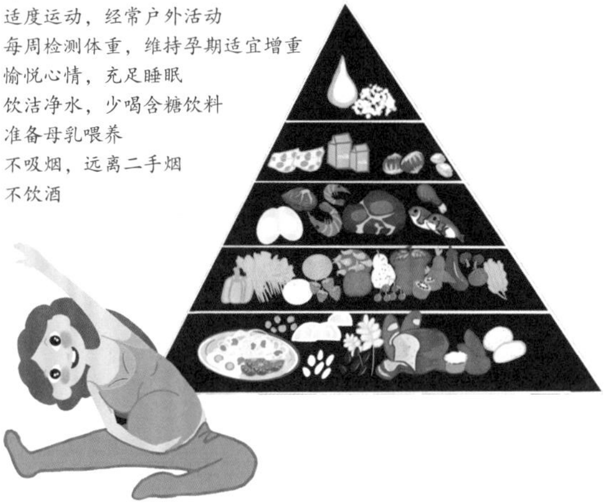

| | 孕中期 | 孕晚期 |
|---|---|---|
| 加碘食盐 | 5g | 5g |
| 油 | 25g | 25g |
| 奶类 | 300～500g | 300～500g |
| 大豆/坚果 | 20g/10g | 20g/10g |
| 鱼禽蛋肉类 | 150～200g | 175～225 |
| 瘦畜禽肉 | 50～75g | 50～75g |
| | 每周1～2次动物血或肝脏 | |
| 鱼虾类 | 50～75g | 75～100g |
| 蛋类 | 50g | 50g |
| 蔬菜类 | 400～500g | 400～500g |
| | 每周至少1次蔬菜类 | |
| 水果类 | 200～300g | 200～350g |
| 谷物类 | 200～250g | 225～350g |
| 全谷物和杂豆 | 75～100g | 75～125g |
| 薯类 | 75g | 75g |
| | 每天必须至少摄取含130g碳水化合物的食物 | |
| 水 | 1700mL | 1700mL |

*孕早期食物量同备孕期（见备孕妇女平衡膳食宝塔）

图 4.3　中国孕期妇女平衡膳食宝塔

日常能够按照孕期妇女平衡膳食宝塔摄入食物的女性可能不需要额外补充微量元素补充剂，但若从饮食上摄入的营养元素不足，则推荐使用一定剂量的补充剂。例如需要补充一些关键的维生素/矿物质。

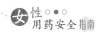

**关键的维生素/矿物质包括**

- 钙：元素钙0.6～1.5g/d。
- 叶酸：至少0.4mg。
- 维生素D：400U。
- 铁：27mg。

除上述关键成分以外，妊娠女性还需要摄入足量的维生素A、维生素E、维生素C、B族维生素、碘、锌等。

# 4.8.2　钙与维生素D的补充

妊娠期间母体尿钙的排泄率高于非妊娠期，妊娠期血容量的增加、细胞外液的增加，使血钙浓度相对降低。而妊娠期雌激素的升高也抑制母体对骨钙的重吸收。此外，由于具有钙贮存作用的血浆白蛋白随着孕周的增加而减少，所以与非妊娠期相比，妊娠期女性体内的钙含量相对下降。

我国《孕前和孕期保健指南（2018）》推荐孕妈妈从妊娠14周开始常规补充钙剂0.6～1.5g/d。只有对于部分经产妇、年龄偏大或有小腿肌肉痉挛等缺钙症状的孕妈妈可提前补钙，否则提前补钙可能会影响孕妇的食欲，加剧早孕反应。

维生素D通过改变肠道钙的吸收率，调节血钙浓度，补钙的同时需适量补充维生素D，可以促进钙的吸收和利用。此外，维生素D还可以降低子痫前期和妊娠糖尿病的风险。推荐孕妈妈的维生素D的摄入量为400IU/d，可耐受最高的摄入量为2000IU/d，但不得超过5000IU，否则会出现维生素D中毒反应，如恶心、呕吐、头痛、嗜睡、乏力、心律不齐等。

## 4.8.3　铁的补充

　　妊娠期缺铁性贫血与出生体重低、早产和围产期死亡的风险增加有关，因此，孕妈妈应在产前补充维生素的同时补充铁。

　　建议在妊娠的前3个月开始补充低剂量铁，以降低缺铁性贫血的患病率。怀孕期间每日铁的推荐摄入量为27mg。而对于诊断明确的缺铁性贫血的孕妇应每天补充100～200mg元素铁，并定期复查血红蛋白的评估效果。为了避免食物抑制铁的吸收，建议进食前1小时口服铁剂，并与维生素C共同服用，以增加吸收率。

## 4.8.4　补充单一成分，还是补充复合微量元素？

　　有一项研究显示，在微量元素缺乏的低、中收入国家的妊娠期女性中，相比补铁，或补铁+叶酸，妊娠期补充复合微量元素的女性可降低低出生体重儿和小胎龄儿的发生率，同时可降低早产率，但目前无高收入国家的研究数据。对于高收入国家中营养良好的女性，英国国家卫生部并不推荐所有女性均补充复合微量元素。

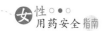

# 4.9  孕吐，怎么办？

怀孕原本是件高兴的事，可不少孕妈妈在早期过得一点也不轻松——因为她们正在经历孕吐的烦恼。

孕吐是早孕反应的一种常见现象，通常表现为食欲缺乏、恶心、晨起呕吐、体重减轻等，是不少孕妈妈早期必然经历的过程，大多数是正常的，不用过分担心，但是如果出现反复、剧烈的呕吐，就有可能会导致其他的并发症，会对妈妈、胎儿造成伤害，需要引起重视。

## 4.9.1  妊娠孕吐什么时候能停？

不是所有的孕妈妈都会出现妊娠呕吐。根据研究显示：大约50%的孕妈妈会出现比较明显的恶心、呕吐症状，25%的孕妈妈仅有恶心的感觉而无呕吐，只有25%的孕妈妈没有任何恶心、呕吐的症状。所以，孕早期出现孕吐是很常见的情况。

一般来讲，妊娠呕吐多在孕4～6周开始，孕9周时最为严重，12周左右就会逐渐减轻、消失，也就是说，大部分的孕吐只在头3个月内发生，熬过孕早期就可以摆脱孕吐了。当然，由于不同孕妈妈的体质存在差异，孕吐持续的时间和严重程度也会有所差别，临床上也有少数孕妈妈的孕吐一直持续到孕中晚期。

## 4.9.2  孕吐会影响胎儿健康吗？

不少正在经历孕吐的孕妈妈会担心，自己吃了吐又吃不下东西，会不会使胎儿没有营养，影响胎儿的生长发育？

其实，一般来说，孕吐是不会影响胎儿生长发育的。孕吐主要发生在孕早期，而孕早期胎儿所需要的营养比较少，只要不是特别剧烈的孕吐，母体提供的营养就足够胎儿生长发育了，不需要担心胎儿的营养不够。但是，如果发生妊娠剧吐，则需要前往医院进行治疗，否则会有可能影响胎儿健康。

# 4.9.3　孕吐症状，如何缓解？

**（1）避免接触刺激性气味**

很多孕妈妈在孕期的嗅觉会变得非常敏感，所以如果在这个时候闻到自己讨厌的或者刺激性的气味，孕吐反应自然加重。远离环境中感到恶心的事物，如不通风的房间、强烈气味、炎热的地方或喧闹的噪声。

**（2）注意饮食**

避免早晨空腹，少食多餐，最好在两餐之间饮水，不可在正餐时短时间内大量饮水，胃内容物的迅速增多可能会引起恶心呕吐。喝水时也要少量多次，在嘴中含一会儿后咽下会让胃更舒服。吃些易消化的高蛋白的食物，维持体内血糖稳定来减少孕吐。进食结束后立即刷牙且避免卧躺。

**（3）止吐的好时机**

觉得恶心了，不要坐以待毙，马上采取方法来防止呕吐发生。孕妈妈可以闻一闻橙子、柠檬、薄荷的气味来抑制恶心感，或者将生姜切片来冲一杯姜茶喝，可缓解肠胃的不适反应。如果来不及，可以含点姜糖或者话梅，也有一定的效果。

**（4）常让维生素$B_6$来帮忙**

维生素$B_6$具有良好的镇吐效果。2013年，FDA认定维生素$B_6$为孕吐治疗的合法药物。口服维生素$B_6$片$10 \sim 25$mg，每日3次，安全又有效。同时，还可以多吃鸡肉、鱼肉、鸡蛋、豆类这些富含维生素$B_6$的食物。

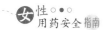

（5）经常运动、转移注意力

运动可以促进肠胃蠕动，增强食欲，利于排气排便，孕妈妈平时多出门散步，呼吸新鲜空气，做些喜欢的事情，能让身心放松，有助于转移注意力，孕吐的症状也自然会减轻。

注意：以上均是轻度孕吐的应对方法，但如果孕妈妈呕吐严重，一定要警惕妊娠剧吐！例如呕吐频繁（>3次/天）且伴有体重下降或是出现剧烈呕吐，就可能会引发营养不良、酮症、酸中毒脱水、低钾等并发症，甚至精神症状，这种情况需要及时就医住院治疗。

# 4.10 孕期感冒发烧，怎么办？

孕妈妈在怀孕期间难免会碰到一些小毛病，其中最为常见的就是感冒发烧。由于正处于妊娠期间，孕妈妈对用药会特别谨慎，不少人可能会选择用硬抗的方式来处理感冒发烧。

其实，在某些特殊情况下，孕妈妈感冒发烧还得靠药物来减轻、缓解症状。

## 4.10.1 感冒分两类，症状差异大

感冒可以分为普通感冒和流行性感冒两种，不同类型的感冒在治疗上也会有所差异，我们可以先来了解一下两种感冒的差别。

普通感冒：通常医学上称为上呼吸道感染，很常见，没有明显的发病季节性。主要以卡他症状（打喷嚏、流鼻涕、鼻塞），咳嗽，发热为主，可以有轻度胸闷，也可以有轻度肌肉疼痛，有时候有乏力虚弱感，但不普遍。一般的症状较轻，靠自身免疫可缓解，病程7～10天多可自愈，咳嗽可能持续的时间更长一些，药物治疗可能缓解一些症状，但不会缩短症状的持续时间。

流行性感冒：俗称流感，常见症状是高热（通常在38～39℃，持续3～4天）、咳嗽（而且咳嗽可以变得非常严重）、头痛、全身乏力及全身酸痛等，起病急，症状可以持续2～3周，虽然流感病毒似乎极少经胎盘传播，但由于高热的同时也是某些出生缺陷及其他婴儿不良结局的危险因素，所以对于流感需要积极治疗。

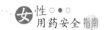

## 4.10.2 孕妈妈出现感冒症状，要不要立刻去医院？

如果是普通感冒，孕妈妈可以不用着急去医院就诊。不过，如果孕妈妈得的是流感，或者有下述情况时，应该立刻到医院就诊。

**立刻就诊的情况有**

- 发热，体温超过38℃，并伴有寒战、食欲丧失或呼吸困难。
- 发热并患有肺部疾病，如肺气肿或哮喘。
- 咳嗽时胸痛，呼吸困难，或咳出血液。

## 4.10.3 孕妈妈得了普通感冒，怎么办？

孕妈妈由于身体情况特殊，应选择适当的、安全的方法"赶走"感冒。一旦感冒，一定要注意休息，切勿操劳，多喝水，保持室内空气流通。如果不适感很明显，孕妈妈也可以选择一些相对安全的药物来改善症状。

常见的症状及其改善的方式如下。

（1）疼痛、发热

喉咙痛在普通感冒中常见，也有一部分人会有肌肉酸痛。部分普通感冒的孕妈妈可有发热。

如果体温不超过38℃，一般不需要使用退热药，可以采取物理降温法，如洗温水澡、使用退热贴等。

如果体温超过38.5℃且物理降温方法的效果不明显，或发热引起孕妈妈明显不适，可以使用退热药物进行治疗。目前，孕期推荐使用的相对安全的退热药物仅有对乙酰氨基酚，可以用于妊娠期的任何阶段，孕早期在没有对乙酰氨基酚的情况下也可选择布洛芬。一般不推荐使用双氯芬酸钠等。

（2）鼻塞流涕

鼻塞流涕是鼻充血的表现，可以通过加热、加湿空气的方式来改善症状，但有轻度热烧伤的风险，也可以使用生理盐水鼻喷剂洗鼻、多饮水等方式保持鼻黏膜湿润。

消除或缓解打喷嚏、流鼻涕等症状时一般使用抗组胺药，首选西替利嗪和氯雷他定，在妊娠期使用是安全的。伪麻黄碱可以收缩鼻黏膜血管，减轻鼻塞、流涕症状，是非妊娠期的常用药物，孕28周前禁用，而在怀孕最后3个月，除非有必要且有医生特别指导，一般也禁止使用。

（3）咳嗽、咳痰

咳嗽是人体的一种自我保护方式，可将呼吸道内的痰液等分泌物排出。普通感冒的咳嗽以干咳为主，而干咳可以考虑使用中枢性镇咳剂，可以使用右美沙芬，不过要注意的是，有痰的情况下不能使用中枢镇咳剂，且妊娠前3个月禁止使用。所以，不影响生活的咳嗽一般不建议使用镇咳药物。推荐多饮水、使用加湿器、使用生理盐水雾化等缓解咳嗽。

## 4.10.4 孕妈妈感冒了，要使用抗生素吗？

普通感冒是由病毒感染引起的，为自限性疾病。抗生素对病毒是无效的，因此不需要使用抗生素。但如果是急性流行性感冒并发细菌感染，可以使用抗生素，如细菌性肺炎、中耳炎或鼻窦炎。

## 4.10.5 孕妈妈得了流感，可以服用奥司他韦吗？

奥司他韦是甲型和乙型流感的有效治疗药物。患者于第一次出现症状48小时之内使用奥司他韦可以显著降低流感重症和死亡的发生率。对于流感密切接触者，也可以应用奥司他韦来预防流感。

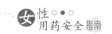

对于妊娠期妇女服用奥司他韦治疗流感，目前尚无足够的数据，因此，不可能评价其导致胎儿畸形或胎儿毒副反应的潜在可能性。虽未对孕妇使用本品进行对照试验，但来自上市后和观察性研究的数据显示了在该患者人群中目前的剂量方案的获益。如果患上流感，孕妇不使用奥司他韦的话，其死亡率将大大增高。因此，美国疾控中心给出的意见是：虽然奥司他韦对胎儿有没有影响还是未知，但截至目前，还没有孕妇使用奥司他韦造成胎儿畸形和伤害的报道，还是推荐孕妇使用奥司他韦来治疗流感。

## 4.10.6 孕妈妈能不能接种流感疫苗？

孕妈妈感染流感后，容易发展为肺炎，可导致严重并发症，甚至死亡。而接种流感疫苗是预防流感最安全有效的手段。美国免疫实践咨询委员会、美国疾病预防控制中心以及美国妇产科学院、英国公共卫生部、世界卫生组织以及中国疾控中心等机构均将孕妇列为优先接种流感疫苗人群。建议孕妈妈可以在流感高发的季节，在医生的指导下进行接种。

# 4.11 孕期痔疮，怎么办？

躲开了感冒，却没躲得了痔疮。

民间素有"十男九痔""十女十痔"的说法，这种说法虽夸张，但起码说明了"痔疮"的普遍性，也确实暗示了女性比男性的痔疮发病率更高一些。而孕妈妈又是痔疮的高发人群，孕期妇女的痔疮发生率明显高于非孕期妇女。

痔疮的主要临床表现有肛门瘙痒、便血，或者伴痔核脱出，严重者伴有肛门坠胀感、有肉球肿痛、继发贫血等。普通人得痔疮都会坐立不安，更何况是孕妈妈们！

## 4.11.1 痔疮常见的发病原因有哪些？

（1）子宫随孕周增加而逐渐增大，进而压迫下腔及盆腔静脉，使得静脉回流不畅，结果就会引起或加重痔疮。

（2）孕期的孕激素水平明显升高，使得肠蠕动减少，引起便秘，诱发或加重痔疮。

（3）孕期激素水平升高，会导致静脉管壁松弛，静脉发生扩张，间接引起或加重痔疮。

（4）孕妈妈久坐或者久站，活动或者运动较少，不利于静脉循环和回流。

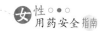

## 4.11.2 孕期痔疮，如何治疗？

一般来说，孕中晚期是孕妈妈们发生痔疮的高发期，因此，孕中晚期的女性尤其要注意养成良好的饮食和生活习惯。

妊娠期一般建议先保守治疗，对无症状者可不治疗。

**保守治疗的方式有**

- 不吃辛辣有刺激性的食物，少吃不易消化的食物，多吃含纤维素的食物等。
- 在专业医生的指导下，坐浴或湿敷可有效改善直肠静脉丛及肛门的血液循环，使扩大曲张的静脉团（即痔）压力降低，体积缩小，从而达到缓解症状的目的。
- 减少长期站立或者坐的时间，让血液循环更顺畅。
- 做提肛运动，具体方式是：收缩肛门1分钟，放松后再收缩，连续3次为1个循环，每次做3～7个循环。

若孕妈妈的痔疮部位出现出血、感染、痔疮嵌顿，则需到医院请专科医生诊治，避免出现不良后果。对于孕期痔疮，常用的药物为含有复方角酸酯成分的栓剂。该成分是海洋生物提取物，不会对胎儿造成影响，可以直接被放入肛门使用。

## 4.11.3 孕期痔疮，如何预防？

（1）多饮水：便秘可以诱发和加重痔疮，所以孕妈妈要养成多喝水的习惯，让肠道保持湿润，润滑粪便，减少粪便板结对盆腔局部血液回流造成的影响。

（2）排便习惯：孕妈妈养成良好的生活习惯，每日排便1次，并固定排便时间，到了排便的时间时要按时如厕，让身体形成大便反射现象；排便时要使用坐便器，减轻对于盆腔血液造成的压力；每次蹲厕所的时间不宜过长，尽量不要超过10分钟，不要在排便时看书、玩手机等，避免加重痔疮。如果大便干结，可以使用乳果糖缓解便秘。

（3）适当运动：勿慵懒，即使到了孕晚期，也应该适当运动，比如散步，做一些轻松的家务，适当的运动可以让孕妈妈增加胯部、盆骨的柔韧性，加强体力，减轻面临生产的紧张压力。

（4）作息规律，劳逸结合，保持愉悦的心情。

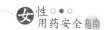

# 4.12    孕期高血压，怎么办？

妊娠期高血压疾病是妊娠期特有的疾病，又称"妊高症"，多见于妊娠20周后。在放开三孩的今天，随着女性初育年龄及平均分娩年龄的增大，孕妈妈发生妊娠期高血压疾病的发生率也在逐年升高。据统计，我国妊娠期高血压疾病的发生率为5.22%～5.57%。

## 4.12.1    什么是妊娠期高血压疾病？

妊娠期高血压疾病是指妊娠与高血压并存的一组疾病，定义为间隔至少4小时，2次收缩压≥140mmHg和/或舒张压≥90mmHg，是导致孕妈妈和胎儿死亡的重要原因。

按照国际妊娠期高血压研究学会（International Society for the Study of Hypertension in Pregnancy，ISSHP）于2018年发布的《妊娠期高血压疾病：ISSHP分类、诊断和管理指南》，妊娠期高血压疾病可以分为2大类、6个亚型，见表4.4。

表4.4    妊娠期高血压疾病分类

| | 分类 | 特点 |
|---|---|---|
| 妊娠前诊断为高血压病或妊娠20周前（<20周）新发现的高血压 | 慢性高血压（包括原发性和继发性） | 孕妈妈通常有高血压病家族史 |
| | 白大衣高血压 | 诊室血压升高（≥140/90mmHg），而家庭血压正常（<130/80mmHg） |
| | 隐匿性高血压 | 诊室血压正常（<140/90mmHg），而24小时动态血压监测或家庭自测血压升高（≥130/80mmHg） |

续表

| 分类 | | 特点 |
|---|---|---|
| 妊娠20周后(≥20周)发生的高血压 | 一过性妊娠期高血压 | 一过性妊娠期高血压指在检查时发现血压升高,但随后重复测量血压均正常 |
| | 妊娠期高血压 | 妊娠20周后血压升高(收缩压≥140mmHg和/或舒张压≥90mmHg),但不伴有蛋白尿、脏器功能损害和胎儿生长受限 |
| | 子痫前期 | 在诊断妊娠期高血压的基础上,出现蛋白尿、脏器功能损害、胎儿生长受限中的一种及以上情况 |

## 4.12.2 哪些孕妈妈,容易患上妊娠期高血压疾病?

根据流行病学的研究,下列因素都是妊娠期高血压疾病的危险因素。

**妊娠期高血压疾病的危险因素有**

- 年龄≥35岁。
- 肥胖:孕前体重指数>28kg/m²。
- 遗传:有妊娠期高血压疾病的家族史(尤其是母亲及姐妹)。
- 既往有妊娠期高血压疾病病史。
- 既往有妊娠期糖尿病。
- 孕前合并其他疾病:孕前合并抗磷脂综合征、系统性红斑狼疮、肾脏疾病、高血压、易栓症、妊娠前糖尿病、睡眠呼吸暂停低通气综合征等。
- 子宫张力过高:羊水过多、双胎、多胎或巨大儿及葡萄胎等。
- 情绪因素:孕期精神紧张、有负面情绪。
- 初次妊娠。
- 应用辅助生殖技术怀孕。
- 再次妊娠与上次妊娠间期>10年。
- 膳食因素:低镁低钙饮食。

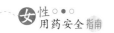

通俗地讲，年纪大的、肥胖的、有遗传的、身体不好的、第一次怀孕的、生活方式不佳的孕妈妈容易患上妊娠期高血压疾病。

## 4.12.3　妊娠期高血压疾病，如何治疗？

孕妈妈一旦发现有高血压，一定要早诊断、早治疗，密切监测自身与胎儿的情况，遵医嘱治疗，这样才能和胎儿一起度过一个安全的孕期。那么，在这期间，孕妈妈可以做些什么？

（1）饮食、行为干预。孕妈妈要注意食盐的摄入，每天将食盐的摄入量控制在6g以内，控制甜食、高脂食物的摄入，控制体重的增长速度，增加优质蛋白（鱼、蛋、去皮禽类、脱脂奶、大豆及其制品等）的摄入，适当补充维生素、矿物质和钙剂；在生活中，要注意休息，保证充足的睡眠，不少于10小时，休息时可以采取左侧卧位，但不建议绝对卧床，应保证一定的运动量，根据身体情况选择适当的运动方式，如慢走、散步等。

（2）药物治疗。孕妈妈可以在医生的指导下启动药物治疗，医生通常会根据孕妈妈的身体情况，必要时选择合适的降压药物，通常为口服降压药物。目前公认的妊娠期较为安全的常用口服降压药为拉贝洛尔、硝苯地平，在服药的同时密切监测。如果在服药期间出现血压突然升高（收缩压≥160mmHg和/或舒张压≥110mmHg时）、头痛、抽搐、视物模糊、胎儿活动减少、腹痛、阴道出血、宫缩等异常情况时，应该尽快就医。此外，对于高风险的孕妈妈，医生可能会建议在妊娠12～16周开始服用小剂量（50～150mg）的阿司匹林来预防子痫前期的发生，如果在服用阿司匹林期间出现出血情况，就需要及时就医了。

最后，不要盲目紧张、慌乱，有规律地进行产检，及时治疗，遵从医嘱。在关键时刻，医生一定会和你站在一起，共同面对妊娠期高血压疾病。

## 4.12.4　妊娠期高血压疾病，如何预防？

（1）进行适当的孕前评估。备孕期进行孕前血压评估，详细了解病史，尤其是对既往有高血压的女性，在备孕期间就需要在医生指导下进行相应的干预，以最好的体魄迎接新生命的到来。

（2）有规律地进行产前检查。孕妈妈可以在备孕期间或者妊娠早期测量1次血压，以此作为孕期的基础血压，可以用于对照。之后定期进行产检，监测血压、尿蛋白、体重等变化，以便更好地掌握母体和胎儿的变化。

（3）选择健康的生活方式。有规律地进行体育锻炼，注意饮食科学、营养，保持对蛋白质、多种维生素、叶酸、铁剂的补充，饮食不要过咸、过甜、过油、过刺激，保证休息充足，同时保持良好的心理状态，克服不良情绪对身体的影响。

（4）注意孕期保健。28周以后建议每天中午以左侧卧位的方式休息30分钟左右，以利于回心血量增加，减轻下肢水肿。

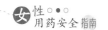

# 4.13  孕期甲减，怎么办？

常常听到别人说，甲减（甲状腺功能减退）的孕妈妈生出的宝宝有可能是智障儿。那万一在妊娠期确诊了甲减，该怎么办？

## 4.13.1  甲状腺在哪儿？

甲状腺是人体一个非常重要的腺体，位于颈部甲状软骨下方，气管两旁。因其为红褐色腺体，犹如遁甲，故以此命名。功能是分泌甲状腺素，促进生长发育。

甲状腺激素作用强大，可以调控代谢、生长速率，还有调解其他的身体系统，胎儿的脑部和躯体发育更是离不开甲状腺激素。孕期甲状腺功能检查的项目通常为游离甲状腺素（free thyroxine 4，FT4）、抗甲状腺过氧化物酶抗体（antithyroid peroxidase autoantibody，TPOAb）和促甲状腺激素（thyroid stimulating hormone，TSH）。

## 4.13.2  妊娠期，甲状腺激素的作用有哪些？

甲状腺激素能够促进胎儿的大脑和神经系统的正常发育。在怀孕的头3个月，胎儿主要依赖母体的甲状腺素来维持正常的甲状腺功能。怀孕3个月以后，胎儿自己的甲状腺也开始工作。随后在妊娠20周左右开始由胎儿的垂体分泌促甲状腺激素（TSH）来控制甲状腺激素的合成和分泌。所以，孕早期是胎儿受到母体的甲状腺功能影响最大的时期，但整个孕期里胎儿都需要从孕妈妈那里获得碘来合成甲状腺激素。

## 4.13.3  妊娠期甲减的诊断有哪些？

如果甲状腺功能减退或是不足，就被定义为甲状腺功能减退，简称"甲减"，一般表现为TSH升高，FT4处于正常范围或是减低。

**分为三种情况**

- 当血清TSH超过正常参考值上限且FT4低于正常参考范围下限时，定义为妊娠期临床甲减。
- 当血清TSH超过正常参考范围上限而FT4正常时，定义为妊娠期亚临床甲减。
- 当TSH正常，FT4低于正常参考值范围第2.5～5.0百分位时，定义为单纯低甲状腺素血症。

## 4.13.4  甲减对妊娠的影响有哪些？

妊娠期临床甲减可损害胎儿的神经智力发育，增加早产、流产、低体重儿、死胎和妊娠期高血压疾病、妊娠期糖尿病等风险。

亚临床甲减在妊娠期发生并发症的风险方面较妊娠期临床甲减低。研究表明，亚临床甲减孕妇发生流产、早产的风险增加与TSH水平升高相关，TPOAb水平升高也会加剧上述风险。

## 4.13.5  妊娠期甲减孕妈妈的症状有哪些？

当甲状腺功能减退时，孕妈妈的各项身体机能会开始放缓，可能会出现以下表现：容易感觉疲劳、寒冷耐受不良、皮肤容易干燥、心情抑郁、记忆力变差、便秘和体重增加等。但这些症状与体征也常见于正常的妊娠期，并不具有特殊性，诊断甲减仍然需要通过实验室检查结果来判断。

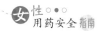

## 4.13.6　孕妈妈的甲减孕期管理有哪些？

（1）对可能患甲减的高危人群应该做妊娠前筛查。

（2）所有患有甲状腺肿瘤，甲状腺抗体水平高，有甲状腺疾病家族史或者甲减症状的孕妈妈均应及时复查甲状腺功能。

（3）若孕早期发现TSH水平高，建议及时就诊，尽早补充甲状腺激素。

（4）摄入适量的碘，孕妈妈可以每天食用加碘盐或者吃碘含量较高的食物，比如一些常见的海产品（海带、紫菜、海蜇等）。

（5）若合并甲状腺过氧化物酶抗体阳性，则需定期复查TSH，及时听从医生指导。

（6）孕前就需要服用甲状腺激素药物的女性，在孕早期需遵医嘱增补甲状腺激素。

（7）甲状腺激素的补充需要依靠血液化验指标来调整口服剂量。

## 4.13.7　服用甲状腺激素的注意事项有哪些？

目前常用的甲减治疗药物为左旋甲状腺激素片（优甲乐），妊娠安全等级为A级。目前在治疗剂量下没有发现会导致胎儿发育异常的情况发生，所以在妊娠期和哺乳期用药都是安全的，孕妈妈可以放心服用。但是要注意的是，甲减治疗期间不能随便停药，一定要按照医生或者药师指导来补充足量的甲状腺激素，定期检查甲状腺功能，调整药物剂量从而控制甲状腺功能。

甲状腺激素建议的服用时间是早餐前半小时。若是孕妈妈早期晨吐严重，可以选择每日睡前服用；如果孕妈妈需要同时补充铁剂或者钙剂，建议和甲状腺激素相隔4小时以上再服用。

# 4.14 妊娠期糖尿病，怎么办？

有不少孕妈妈在怀孕后会开启"大胃王"模式，怀着"一人吃两人补"的信念，怀孕期间放肆大吃，什么有营养就吃什么，只为给肚子里的胎儿一个强健的身体。可是，殊不知，营养摄取过多并不一定能迎来健康可爱的宝宝，却有可能给孕妈妈带来妊娠期糖尿病的风险。

## 4.14.1 什么是妊娠期糖尿病？

妊娠期糖尿病（gestational diabetes mellitus，GDM）是指怀孕期间发生的不同程度的糖代谢异常，不包括怀孕前已有的糖尿病。

怀孕后，孕妈妈体内的激素变化较大，致使糖代谢和脂肪代谢都有了很大的变动。胰岛素是体内唯一降低血糖的激素。由于孕中晚期胎盘会分泌抵抗胰岛素的激素，包括生长激素、促肾上腺皮质激素释放激素、胎盘催乳素（绒毛膜促乳腺生长激素）、催乳素、黄体酮等，导致血糖升高，大多数孕妈妈可以通过产生更多的胰岛素来使血糖维持在正常水平，而一些孕妈妈由于无法产生足够的胰岛素，血糖水平无法回归正常，从而发生妊娠期糖尿病。

## 4.14.2 妊娠期糖尿病，如何诊断？

妊娠期糖尿病的诊断需要基于口服葡萄糖耐量试验（oral glucose tolerance test，OGTT），通常在怀孕24～28周进行，试验方式分为2小时75g葡萄糖试验、3小时100g葡萄糖试验两种，国内一般采用2小时75g葡萄糖试验。当口服75g葡萄糖后，3次静脉采血检测数值有一项超过以下数值，即可诊断为妊娠期糖尿病。

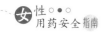
- 空腹血糖浓度（空腹8小时以上）: 5.1mmol/L。
- 75g葡萄糖口服1小时后血糖浓度: 10.0mmol/L。
- 75g葡萄糖口服2小时后血糖浓度: 8.5mmol/L。

**温馨提示**

- 做OGTT检测前，应做好充足的准备工作。孕妇空腹静脉采血时应保证空腹8 ~ 10小时，尽量在早上8:00—9:00前完成。75g葡萄糖溶于300mL温水内，在3 ~ 5分钟内喝完，从喝第一口糖水开始计时，分别在1小时和2小时静脉采血，期间避免饮食。3次采血结束后，可以适当吃点心来补充体能。
- 如果刚喝下去就出现呕吐现象，不建议继续采血。如果条件允许，可以考虑选择100g面粉做的馒头（医院特制）来代替糖水，当然，时间需要重新安排。
- 如果糖水喝下去已经超过30分钟才出现呕吐，且呕吐不严重的，那还是可以考虑继续完成抽血，此时糖水吸收已比较完全，对检测影响相对较小。

## 4.14.3 妊娠期糖尿病，有哪些危害？

在孕期不能将血糖控制在合理范围，不但会增加孕妈妈患先兆子痫、妊娠期高血压疾病的风险，还会对胎儿的神经系统发育造成影响，增加巨大儿、早产儿的生产风险，新生儿出现低血糖、黄疸和呼吸窘迫综合征的风险也大大提高。不仅如此，孕妈妈在产后患2型糖尿病的风险也大幅增加，后代成年后发生肥胖、糖代谢异常、糖尿病的风险也可能增加。

## 4.14.4　哪些孕妈妈，容易罹患妊娠期糖尿病？

妊娠期糖尿病与很多因素相关，下列任意因素都会导致孕妈妈罹患妊娠期糖尿病的风险增加。

**影响因素有**

- 有糖耐量异常、糖化血红蛋白≥5.7%、空腹血糖异常既往史或既往妊娠出现过妊娠期糖尿病。
- 属于2型糖尿病高发族群，包括：西班牙语裔美国人、非洲裔美国人、美国印第安人、南亚或东亚人及太平洋岛裔。
- 有糖尿病家族史，尤其是一级亲属（父母、子女、同父母的兄弟姐妹）有糖尿病时。
- 妊娠前体重指数>30kg/m$^2$，成年早期以及两次妊娠之间体重明显增加，或者妊娠最初18～24周时体重增加过多。
- 高龄产妇。
- 既往不明原因的围生期妊娠丢失或分娩过畸形儿。
- 首次产检时发现葡萄糖尿。
- 曾分娩过体重≥4000g的婴儿。
- 高密度脂蛋白<35mg/dL（0.90mmol/L），甘油三酯>250mg/dL（2.82mmol/L）。
- 存在与发生糖尿病相关的疾病/情况，如：代谢综合征、多囊卵巢综合征、正在使用糖皮质激素、高血压或心血管疾病、黑棘皮病。
- 多胎妊娠。

## 4.14.5　妊娠期糖尿病，如何治疗？

对于大部分的孕妈妈来说，通过生活方式的调整，包括饮食控制、适当

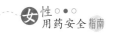

运动就能使血糖达标。如果调整生活方式无法使血糖回归正常，则可能需要在此基础上，采用药物治疗的手段进行干预。

（1）饮食控制

对于患有妊娠期糖尿病的孕妈妈，其饮食原则为：首先要保证孕妈妈和胎儿的能量需要，同时做到维持血糖在正常范围。因此，合理安排自己的饮食结构至关重要。需要做到以下几点。

- 少食多餐，定时定量。一天总的食物摄入量不变，每天3次正餐和2～3次加餐，每餐时间相对固定，降低餐后血糖的波动。
- 避免甜食和加糖的饮料，包括糖果、蛋糕、饼干、冰激凌、甜甜圈，避免在食物或饮料中加糖。
- 选择高纤维、低脂肪、低生糖指数的食物，提高食物的多样性。正餐时可以吃杂粮饭、杂粮馒头、玉米、南瓜、全麦面包等主食，适量食用猪肉、牛肉、鸡肉、鱼肉、鸡蛋、豆制品、蔬菜等。加餐可选择低脂牛奶或酸奶，坚果，水果（如苹果、梨、奇异果、柚子等），但也不能多吃。

（2）适当运动

鼓励孕妈妈进行适度运动，但必须结合自身的实际情况，一般建议餐后半小时运动，每次运动时间30～40分钟。比如散步、快走、慢跑、爬楼梯，也可以考虑游泳、孕妇操、瑜伽等有氧运动，一定要量力而行，确保安全。

（3）药物治疗

出于对孕妈妈、胎儿的安全考量，只有少数血糖控制不满意的患者需要启用药物治疗的手段来使血糖被控制在安全范围内，包括注射胰岛素与口服降糖药。

胰岛素不通过胎盘屏障，因此是孕期最优的降糖药物。可用于妊娠期间血糖控制的胰岛素包括常规胰岛素、中性鱼精蛋白锌胰岛素、门冬胰岛素、甘精胰岛素、赖脯胰岛素和地特胰岛素。医生会根据孕妈妈的血糖情况和饮食习惯，选择适合孕妈妈的胰岛素治疗方案，有时可能需要联合使用多种胰岛素来控制孕妈妈一天的血糖水平。由于孕妈妈在整个孕程中的身体变化较大，尤其是孕中晚期，对胰岛素的需求也会变大，所以孕妈妈要积极地配合医生的治疗，及时根据血糖情况来调整用药剂量。

**胰岛素使用的温馨提示**

- 注射低温胰岛素会引起注射疼痛，请提前30分钟取出胰岛素，让其在室温回暖。
- 预混胰岛素使用前需要提前摇匀（图4.4），通过在两手掌中水平滚动，前臂上下摆动，直至瓶内药液变成均匀的云雾状白色液体，才算充分混匀。
- 每次使用前和更新笔芯后都要排尽笔芯内的空气。
- 对于未拆封使用的胰岛素，应冷藏保存在2～8℃；对于已开启且在使用的胰岛素，储存于室温≤25℃即可，具体情况请参考药品说明书。

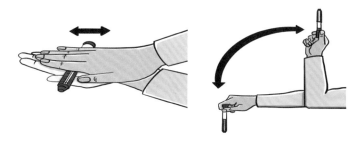

图 4.4 预混胰岛素使用前的摇匀

除了胰岛素，对于孕妈妈来说，口服降糖药可以选择二甲双胍来替代治疗。但由于二甲双胍的远期安全性仍需进一步研究，因此需要在医生指导下使用。

（4）血糖监测

有高血糖风险的孕妈妈，可以考虑在家自备血糖仪，做好血糖监测管控，监测时间段为早餐前和三餐后的1～2小时。孕期血糖的控制目标：空腹血糖<5.3mmol/L；餐后1小时血糖<7.8mmol/L；餐后2小时血糖<6.7mmol/L。

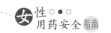
除了要警惕妊娠期糖尿病以外，孕妈妈也要当心低血糖的发生，尤其是对于正在使用降糖药的孕妈妈，平时外出身边可以备一些糖果或点心，以备不时之需。如果发现血糖<3.3mmol/L时，要立刻补充糖分，如果意识清醒，直接口服一些含糖饮料或食品。如果吃了东西，还是心慌、出汗、头晕乏力，甚至意识模糊，那就要立即就医。

# 4.15 无痛分娩，靠谱吗？

怀胎十月，好不容易等到临产分娩，孕妈妈是既兴奋又紧张。传说中临产分娩的疼痛指数10分的评分，让孕妈妈光是想想就胆战心惊。然而，随着人们生活水平的提升和现代化医学模式的改变，减轻产痛的方法已经越来越多，目前来说最有效的镇痛方法就是"无痛分娩"，这也是现在大部分孕妈妈最为关注的内容之一。

## 4.15.1 什么是无痛分娩？

光听"无痛分娩"这四个字，不少人都以为真的就一点都不痛，没有什么感觉就可以把孩子生出来了，其实并不是这样。无痛分娩又称分娩镇痛（图4.5），通过实施有效的分娩镇痛技术，最大程度地减轻产妇的疼痛。其中，椎管内阻滞分娩镇痛因其镇痛效果确切，它能缓解生产时宫缩的疼痛，但还是能感觉到宫缩和轻微的疼痛，对母婴产生的安全性高，是首选的分娩镇痛方式。

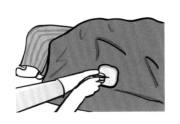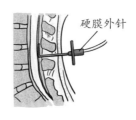

硬膜外针

图 4.5　分娩镇痛

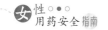

### 4.15.2　无痛分娩时还有力气分娩吗?

无痛分娩在控制疼痛的同时,不影响产妇运动,对子宫收缩的影响也很小,不会影响分娩用力。同时,由于生产过程不再那么剧烈疼痛,产妇反而能更专注于生产过程,听从医生或助产师的指挥,有利于有的放矢。

### 4.15.3　无痛分娩使用的药物是什么?

无痛分娩的药物选择包括局部麻醉药和阿片类药物。具体药物包括丁哌卡因、左旋丁哌卡因、罗哌卡因、芬太尼、舒芬太尼等。具体使用多少剂量,医生会根据产妇的具体情况制定出个体化的方案,通常使用低浓度的局麻药联合阿片类药物,就可以达到满意的镇痛效果。

### 4.15.4　无痛分娩对胎儿有影响吗?

非常多的孕妈妈对无痛分娩有一个担忧,就是怕影响宝宝的智力。实际上,已经有大量的研究表明,椎管内阻滞分娩镇痛并不会影响新生儿的健康。无痛分娩是从硬膜外间隙注入药物,进入胎儿体内的药物极其微量,能被胎儿吸收的成分非常少。而且,药物很快就会被代谢掉,不会给宝宝的健康及后续的哺乳过程带来影响。

### 4.15.5　无痛分娩后会有产后腰痛吗?

分娩镇痛主要在2/3或3/4腰椎之间,并不会伤害脊椎神经。现有的研究也证明,使用椎管内阻滞麻醉不会增加产后腰背痛的机会。很多产后发生腰背部疼痛的情况，很有可能是在怀孕及生产期间，或是产后育儿时期肌肉及韧带负荷过度而造成的。

## 4.15.6 无痛分娩有哪些注意事项？

（1）仔细阅读知情同意书并签字。

（2）准备相关物品，建立生命体征监测及胎心监测。

（3）分娩前，产妇应避免摄入固体食物。分娩期间，可适当摄入清饮料，包括水、无气泡果汁、含糖饮料、茶、咖啡和运动饮料等。

## 4.15.7 哪些人不适合无痛分娩？

（1）产妇不同意或产妇无法配合。

（2）存在凝血功能障碍、穿刺部位感染或损伤、产妇有低血容量或低血压、颅内压增高、严重脊柱畸形等。

（3）对局部麻醉药或阿片类药物过敏。

（4）其他禁忌证。医生需根据产妇的病史、体格检查和临床症状等因素，权衡利弊后考虑是否实施椎管内镇痛。

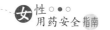

# 4.16  产后伤口，如何护理？

　　无论是顺产还是剖宫产，都有可能给产妇的身体留下伤口。剖宫产自不必多说，会在腹部留下一条切口；而顺产也会因为产妇的自身条件、紧急情况等原因，导致产妇的会阴产生撕裂或者经受侧切，那么产后的这些伤口该如何护理呢？

## 4.16.1  剖宫产后，如何护理？

　　剖宫产的手术伤口的范围相对较大，有人把剖宫产手术比作给洋葱剥皮，看似在肚子上开了一刀，实际上是整整切开了8层，所以剖宫产的恢复时间会较长。一般的表皮伤口5～7天左右恢复，但子宫伤口大约需要4～6周才能愈合。在伤口恢复期，新妈妈们可以通过下列方式加速伤口的恢复。

　　（1）平卧。平卧主要是为了预防麻醉引起产后头疼，因为剖宫产一般是硬膜外麻醉，要避免脑脊液从打麻醉的地方往外渗漏。在术后6小时内，医护人员会密切关注新妈妈的血压、心率、血氧、子宫收缩情况及阴道出血量。

　　（2）剖宫产的伤口由专业医护人员进行跟踪护理。术后根据伤口有无渗血和血肿情况进行换药，定期查看腹部伤口的愈合情况。

　　（3）适时拔除尿管。剖宫产手术前需要导尿，麻醉过后，新妈妈是没有感觉的，自己排不出小便，所以必须保留尿管。理论上麻醉恢复，腿有劲了，就可以取下来了。但因为伤口问题，下床不方便，通常会在手术过后，第二天上午或者下午输完液才拔除导管。拔除太早，受手术麻醉原因，新妈妈很可能尿不出来，影响到子宫的收缩，需要重新插尿管，这会增加泌尿系统的感染。拔除太晚，新妈妈的尿道会受到刺激，影响泌乳和母乳喂养。拔完尿管就要鼓励新妈妈尽早自解小便。

　　（4）剖宫产术后需要尽快活动。术后根据医嘱的时间，新妈妈需要尽早下地活动，避免血栓类疾病的发生，同时也能增强胃肠的蠕动，促进排气。此外，还有利于恶露排出，促进子宫恢复。下地活动时不要有过于剧烈的体位变换，因为这种体位的变换，可能造成新妈妈直立性低血压，甚至会造成一过性的眼前黑蒙和晕倒。所以，下地活动要量力而行，行动缓慢，身边有陪护人员，一旦有任何不适，马上回到病床休息。

# 4.16.2 产后撕裂或侧切伤口，如何护理？

都说自然分娩（顺产）的产妇生娃的时候痛，但后期恢复要比剖宫产的产妇快，也不会再受什么苦了。但不少顺产的产妇在生产时会出现会阴撕裂伤或会阴侧切伤口，虽然伤口小，但因伤口为尿道口、阴道口、肛门交汇的部位，所以在护理上需特别注意。

（1）防止外阴感染

产妇分娩后会有恶露产生，为保持外阴的清洁，一定要勤换卫生护垫，避免伤口感染。同时做好伤口周边的消毒卫生工作，可以每天用消毒棉由前向后擦拭外阴；产后24小时内，需要配合护士进行2次会阴冲洗，即使拆线后，只要还有恶露，就仍需坚持用温开水冲洗会阴。

新妈妈上完厕所后，也应做到冲洗会阴部位，建议使用流动温水，如同用卫生纸擦拭一般，由前往后冲洗，避免细菌感染。

（2）防止伤口拆线后裂开

拆线后的几天内，新妈妈要避免做用力下蹲动作，解便时先收会阴和臀部后再坐在马桶上，以防会阴伤口裂开。产后1个月内不要提举重物，也不要做任何耗费体力的家事和运动。产后6周内，应避免性行为。

当新妈妈发生便秘时，不要用力，以防伤口裂开。平时可以多摄取一些高纤食物，多喝水，以避免便秘。排便时，也最好选取坐式，有的新妈妈不敢解大小便，怕会阴侧切伤口裂开，正常情况下是不会发生这种问题的，不必因此而压抑大小便。

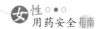

（3）避免伤口血肿

建议顺产的产妇产后前几天采取右侧卧位，这样有利于伤口内的积血排出，不至于发生血肿，也可防止恶露中的子宫内膜碎片流入伤口内而形成子宫内膜异位症。

（4）适当做缩肛运动

适当做缩肛运动可以促进盆底组织、会阴组织及产道恢复，具体做法为：将肛门向上提，然后放松，接着再往上提，一提一松，反复进行，建议每次做提肛运动50次左右，持续5～10分钟。缩肛运动无论是坐卧姿势或站立时都可以适当进行。

# 第 5 章

# 哺 乳 期

女 性 用 药 安 全 指 南

# 5.1 哺乳期，如何安全用药？

　　母乳喂养是产后喂养的最佳选择，对哺乳妈妈产后恢复和婴儿的生长发育均有益。母乳是抵御感染的外源性免疫球蛋白的唯一来源，有利于新生儿胃肠道植入益生菌群，增强免疫功能，减少疾病发生。

　　哺乳期是一段特殊的时期，可能会长达1～2年。在这样一个漫长的时间段里，哺乳妈妈可能会因各种疾病需要服用药物。不少哺乳妈妈因担心用药后会影响乳汁的分泌量，以及乳汁内所含的药物会影响到孩子的健康，而在拒绝用药还是终止哺乳上做着难舍的选择。可事实上，我们要告诉大家的是，大多数药物进入乳汁中的剂量是不足以对婴幼儿产生不良影响的。

## 5.1.1 哺乳期用药的影响因素有哪些？

　　哺乳妈妈在服用药物时，药物会不同程度地转运到乳汁，乳汁被婴儿摄入后，经婴儿的胃肠道被吸收。因此，药物进入到乳汁的量、婴儿的生理特点、药物在婴儿的胃肠道是否被吸收是哺乳期用药需要考虑的重要因素。

　　药物进入乳汁主要通过被动扩散作用。产后的前3天，泌乳细胞之间的间隙较大，药物可通过泌乳细胞之间的间隙进入乳汁。因此，在初乳期间（产后72小时），药物更容易进入乳汁，但由于产后初乳期分泌的乳汁总量少，通常每天的乳汁量小于30～100mL，所以药物转运的绝对量很低。

　　哺乳妈妈血浆中的药物浓度是药物向乳汁转运最重要的决定性因素，几乎所有的药物都是如此。哺乳妈妈血浆中的药物浓度上升，乳汁中的药物浓度也会上升。这类较容易进入乳汁的药物的特点就是脂溶性高，分子量小，呈弱碱性，血浆蛋白结合率低。选择药物时哺乳妈妈尽量避免使用它们。

　　据文献报道，某些药物仅有<1%的药量最终进入母乳，进而被婴儿摄入体内。一些口服不能被吸收的药物，或在胃肠道吸收较弱的药物，很少

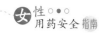

进入到婴儿的血液循环。那些必须经过婴儿的胃肠道才能被吸收的药物，一部分也会被胃肠道内的蛋白水解酶和胃酸所破坏，但还是有药物最终被吸收入血对婴儿产生影响。由于婴幼儿的生理、生化功能与成人有很大的差异，体液含量较大，脂肪含量较低，肝肾功能发育不够完善，胃肠道功能也未稳定，药物在体内代谢降低，排泄慢，容易引起药物蓄积中毒，特别是新生儿和早产儿。随着婴幼儿年龄的增加，器官功能发育健全，用药的风险会随之降低。

## 5.1.2 哺乳期用药的原则是什么？

　　药物就像一把双刃剑，哺乳期间用药，首先需要考虑用药的必要性，当没有用药利大于弊的证据时，应尽量避免用药；如果必须用药，尽量选择分子量大、脂溶性低、半衰期短、蛋白结合率高的药物，在医生和药师的正确指导下，是可以降低用药带来的风险。

**总的用药原则如下**

- 权衡母乳喂养对母婴的益处与婴儿药物暴露的潜在风险，经评估后在医师的指导下用药。
- 采用最小的有效剂量和最短的有效疗程用药。
- 能局部给药时，则应避免全身给药。
- 尽可能使用单一药物治疗，避免多种药物联合使用。
- 尽可能使用疗效肯定的老药，通常可直接给婴儿使用的药物也相对是较安全的，避免使用尚无定论的新药。
- 用药时间可安排在母乳喂养后或婴儿长时间睡眠前，尽可能减少婴儿摄入乳汁的药物浓度。
- 尽可能避免使用改变乳汁分泌的药物。

Tips

哺乳妈妈可以在用药前提前储备一些母乳，在服药期间给宝宝食用；使用药效较长的药物后，可以先暂停哺乳，在此期间仍要定时用吸奶器或手动吸奶排乳，保持泌乳量。

## 5.1.3 哺乳期用药的安全分级

哺乳期用药的安全分级可参考Hale危险分级。这是美国儿科学教授托马斯W.海尔提出的哺乳期药物危险分级系统，是医学界很权威的分级，根据药品对哺乳的影响，可以将药品分为5个级别：L1、L2、L3、L4 、L5（L代表母乳lactation的首字母）。

- L1（最低危）：较多的研究均指出没有观察到婴儿的副作用会增加，哺乳期使用较安全。
- L2：在较有限数量的哺乳妈妈用药研究中显示较安全。
- L3：没有在哺乳妈妈中进行对照研究，婴儿出现不良反应的危害可能存在，安全性有待评估。
- L4：有喂哺婴儿产生危害性的证据。
- L5（最高危）：研究已证实对婴儿有明显的危害。

## 5.1.4 哺乳期常用药物的安全性参考

（1）退热镇痛药

当哺乳妈妈出现发热，且体温超过38.5℃，就应及时就医，如需使用退烧药，只要选择合适，我们也可以放心继续给婴儿哺乳。

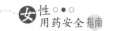

布洛芬（L1）和对乙酰氨基酚（L1）是哺乳期常用的较为安全的解热镇痛药，这两种药口服时仅有少量能进入母乳，而且可以很快被代谢，使用常规剂量时也没有报道婴儿有不良反应。因此，用药期间是可以安全哺乳的。从现有的临床经验和使用情况来看，布洛芬更适合需要解热镇痛的哺乳妈妈，但不推荐使用缓释制剂，如布洛芬缓释胶囊。

双氯芬酸的数据有限，萘普生的半衰期较长，且报道10％的母乳喂养婴儿有嗜睡的不良反应，因此一般不推荐使用。阿司匹林有报道婴儿发生代谢性中毒、血小板减少、出现瘀点等，因此要避免使用。

表5.1为常用的退热镇痛药比较。

表5.1　常用的退热镇痛药比较

| 药品名 | 半衰期（小时） | 安全等级 |
| --- | --- | --- |
| 对乙酰氨基酚片 | 2 | L1 |
| 布洛芬胶囊 | 1～2 | L1 |
| 布洛芬缓释胶囊 | 12 | L1（不推荐） |
| 双氯芬酸钠肠溶片 | 1.1 | L2 |
| 奈普生 | 12～15 | L3 |
| 阿司匹林肠溶片 | 3～10 | L3 |

**（2）感冒药**

日常中所说的感冒药主要是：白加黑、康泰克、快克、泰诺、复方对乙酰氨基等复合制剂。在哺乳期尽量不用复合制剂，尽量选择成分单一且安全性高的药品。

泰诺、白加黑含有4种成分：对乙酰氨基酚（L1）、伪麻黄碱（L3）、右美沙芬（L3）、氯苯那敏（L3）。其中，伪麻黄碱会抑制泌乳，有些抗过敏药物和伪麻黄碱同时使用时，可能会对婴儿增加副作用，所以在哺乳期间应该尽量减少使用这类药物。而快克中含有金刚烷胺这一抗病毒成分，一般不被推荐用于哺乳期。

需要注意的是，感冒可分两种——普通感冒和流感。大部分的感冒都是普通感冒，这是一种自限性疾病，不用吃药，多喝水，多休息，在1周左右病情就会好转。

### （3）雾化用药

当需要使用雾化治疗时，哺乳妈妈应考虑吸入糖皮质激素布地奈德（L1）。大量的研究数据表明，局部使用该药时全身吸收少，体内清除迅速，对母乳喂养的婴儿的不良反应小，在哺乳期间应用是比较安全的。在使用吸入性布地奈德之后，应及时用水漱口，以防口腔和咽部生长真菌。

此外，对于沙丁胺醇（L1）和特布他林（L2）这两个 $\beta_2$ 受体激动剂，哺乳妈妈以常规剂量使用它们，也都是可以接受的。

### （4）镇咳药

当哺乳妈妈咳嗽，尤其是干咳已经影响到生活，特别是影响到夜间睡眠质量，那可以考虑使用右美沙芬（L3）。它属于中枢性非麻醉性镇咳药，镇咳作用与可待因（L3）相等或稍强，治疗剂量不抑制呼吸。但由于相关的哺乳妈妈的用药研究较少，尚不清楚乳汁中药物的分泌情况及对婴儿的影响，所以建议哺乳妈妈权衡对婴儿的利弊后，在医生的指导下使用。

虽然可待因属于L3，但可能会导致婴儿嗜睡、中枢神经系统压抑，甚至死亡，因此需要避免使用，或在使用后停止母乳喂养一段时间。

一般药物在体内经过5个半衰期就完全代谢了，这时再喂奶也就比较安全了，这也是我们为什么选择半衰期较短的药物的原因。右美沙芬的半衰期为5h，经过5个半衰期，就是25h后药物就从体内排干净了。所以，我们在服用右美沙芬25h后就可以给婴儿哺乳了，而对于中间这段时间的乳汁，我们可以通过手动或吸奶器排出。

### （5）抗感染药

哺乳期里的抗感染药物可以选择 $\beta$-内酰胺类药物（表5.2）。这类药物主要是青霉素类和头孢菌素类。大多数 $\beta$-内酰胺类药物为弱酸性，不易进入乳汁，在乳汁中测到的含量通常比较低，但也并非所有的头孢类和青霉素类都如此，具体使用哪种药物需要由医生根据病症以及药物的特性来选择。

另外，四环素类、磺胺类以及氟喹诺酮类（沙星类）这些药物易进入

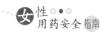

乳汁，对婴幼儿的生长发育有不良影响，因此应避免使用。需要注意的是，哺乳妈妈在使用抗感染药物时，要留意婴幼儿的反应，包括有无恶心、呕吐、肠道菌群改变和皮疹等发生。

表5.2 哺乳期常见抗生素用药的安全等级分类

| 分类 | 药物名 | 安全等级 | 分类 | 药物名 | 安全等级 |
|---|---|---|---|---|---|
| 青霉素类 | 青霉素G | L1 | 其他 | 阿莫西林＋克拉维酸钾 | L1 |
| | 氨苄西林 | L1 | | 氨苄西林＋舒巴坦 | L1 |
| | 阿莫西林 | L2 | | 氨曲南 | L2 |
| 头孢菌素类 | 头孢氨苄 | L1 | | 亚胺培南＋西司他汀 | L3 |
| | 头孢唑啉 | L1 | | 美罗培南 | L3 |
| | 头孢克洛 | L1 | 大环内酯类 | 克拉霉素 | L1 |
| | 头孢西汀 | L1 | | 阿奇霉素 | L2 |
| | 头孢丙烯 | L1 | | 红霉素 | L3 |
| | 头孢曲松 | L1 | 氨基糖苷类 | 庆大霉素 | L2 |
| | 头孢他啶 | L1 | | 阿米卡星 | L2 |
| | 头孢唑肟 | L1 | | 妥布霉素 | L2 |
| | 头孢地尼 | L1 | | 链霉素 | L3 |
| | 头孢噻吩 | L2 | 四环素类 | 四环素 | L3 |
| | 头孢呋辛 | L2 | | 多西环素 | L3 |
| | 头孢噻肟 | L2 | 奎诺酮类 | 氧氟沙星 | L2 |
| | 头孢克肟 | L2 | | 环丙沙星 | L3 |
| | 头孢吡肟 | L2 | | 诺氟沙星 | L3 |
| 其他 | 万古霉素 | L1 | | | |
| | 莫匹罗星 | L1 | | | |
| | 克林霉素 | L2 | | | |
| | 氯霉素 | L4 | | | |

（6）降血糖药

胰岛素（L1）是一种大分子肽链，很少转运到乳汁，即使能通过乳汁进入婴儿体内，也会在婴儿的胃肠道被破坏，因此，胰岛素在哺乳期可以安全使用，至于是否需要调整剂量，应根据血糖指标来定。

口服降血糖药的品种较多，其每个药物在哺乳期使用的安全性各不相同。如二甲双胍（L1）在有限的研究中显示，用于哺乳妈妈相对安全有效；瑞格列奈（L4）经动物试验研究表明，可以转运到乳汁，引起年幼动物的血糖降低和骨骼改变，虽然目前没有人类中的研究数据，但在哺乳期使用的风险大，不建议使用，或在没有更好的替代药的情况下，考虑用药利弊后选择停止母乳喂养后用药。而更多的口服降糖药，由于没有太多的研究数据，也没有儿科使用的相应制剂，我们就应谨慎选择。

表5.3为哺乳期部分降血糖药的安全等级分类。

表5.3　哺乳期部分降血糖药的安全等级分类

| 类别 | 药品名 | 安全等级 | 类别 | 药品名 | 安全等级 |
|------|--------|----------|------|--------|----------|
| 双胍类 | 二甲双胍 | L1 | 二肽基肽酶-4抑制剂 | 西格列汀 | L3 |
| 黄酰脲类胰岛素促泌剂 | 格列苯脲 | L2 | | 利格列汀 | L3 |
| | 格列吡嗪 | L2 | 胰岛素增敏剂 | 吡格列酮 | L3 |
| | 格列美脲 | L4 | | 罗格列酮 | L3 |
| 非黄酰脲类胰岛素促泌剂 | 那格列奈 | L3 | 胰高血糖素样肽-1受体激动剂 | 艾塞那肽 | L3 |
| | 瑞格列奈 | L4 | | 利拉鲁肽 | L3 |
| α-葡萄糖苷酶抑制剂 | 米格列醇 | L2 | 胰岛素类 | 胰岛素 | L1 |
| | 阿卡波糖 | L3 | | | |

（7）降压药

哺乳期降压药的选择与妊娠期相似。现有的研究数据表明，拉贝洛尔（L2）和硝苯地平（L2）经母乳摄取进入婴儿体内的药量，对婴儿几乎构不成风险，临床上在哺乳妈妈无法控制血压时，也是推荐可以使用的药物。但也有报道显示，乳头疼痛和乳头雷诺现象与拉贝洛尔有关，对于原本就有这一症状的哺乳妈妈应当注意。

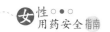

对于血管紧张素转化酶抑制剂类的药物，如卡托普利（L2）、依那普利（L2）等，美国儿科学会建议这类药物在产后几周内不使用，包括早产儿和新生儿。抗高血压药在哺乳期使用时，需留意观察婴儿有无困倦、嗜睡、面色苍白、营养不良等情况。

（8）抗过敏药

如果母乳喂养期间需要选择抗过敏药物，应首选氯雷他定（L1）。该药进入母乳的量很小，而且没有镇静的不良反应，所以在哺乳期间服用对婴儿几乎没有影响。但用药期间还是应多关注婴幼儿嗜睡的情况。

偶尔服用一次小剂量的西替利嗪（L2）或氯苯那敏（L3），对婴儿产生的影响极少。但大剂量长期服用可能会出现婴儿兴奋或嗜睡的副作用，且半衰期长，西替利嗪的$T_{1/2}$为8h，氯苯那敏的$T_{1/2}$为12～43h，因此均不作为首选。

另外，如过敏性鼻炎需要治疗，布地奈德喷雾剂也是可以安全使用的。

（9）甲状腺疾病用药

哺乳妈妈的甲状腺功能减退，可以服用左甲状腺素钠。大部分研究显示左甲状腺素进入乳汁的量极低，通常不会导致婴儿有不良反应，可以继续哺乳。

对于哺乳期甲状腺亢进，应首选甲巯咪唑（L2）。甲巯咪唑在乳汁中的药物浓度取决于哺乳妈妈的用药剂量，但用量太低会让治疗无法产生效果。因此，在兼顾哺乳妈妈的疗效和减少婴儿的暴露量两者之间，可以采取分次用药，并在哺乳后立即服药，过3～4h后再进行下一次哺乳。同时，在治疗期间应密切监测婴儿的甲状腺功能。


# 5.1.5 服药多久后可以哺乳？

有些疾病的治疗药物，在使用时对孩子的影响较大，哺乳期使用可能需要暂停哺乳。通常在选择药物时，尽可能选择半衰期短（≤3h）的药物，因为这类药物可以快速从哺乳妈妈的血浆中清除。一般来讲，在最后一次给药达到体内峰值的5～6个半衰期后，绝大部分药物可从哺乳妈妈体内清除。此时，留在哺乳妈妈血浆中的药物残留仅有微量，进入乳汁的药物浓度更是极其微量，此时婴儿能接触到的药物量一般可忽略。所以，哺乳妈妈在用药期间停止哺乳，可在停药5～6个半衰期后（关于药物半衰期的具体时间，可咨询药师）恢复哺乳。

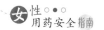

# 5.2 哺乳期乳腺炎，怎么办？

母乳是婴儿最理想的食物。母乳喂养不仅有利于婴儿的生长、发育和免疫系统的建立，同时也有利于母亲产后恢复子宫，降低乳腺癌、卵巢癌的风险。然而，哺乳妈妈也常常会遭受乳腺炎的困扰。据报道，哺乳妈妈患哺乳期乳腺炎的风险可高达20%，而且可以在整个哺乳期间反复发病，这也是导致终止母乳喂养的主要因素之一。

## 5.2.1 什么是哺乳期乳腺炎？

哺乳期乳腺炎是哺乳妈妈由于乳汁淤积造成的乳腺炎症，可能会伴有细菌感染。通常表现为乳房疼痛、排乳不畅、乳腺局部出现肿块，乳房皮肤可出现红、肿、热、痛，有些哺乳妈妈甚至会出现发热、寒战、全身出汗、头晕、乏力等症状。

## 5.2.2 哪些因素可能会诱发哺乳期乳腺炎？

任何造成乳汁淤积和细菌感染的因素都可能成为哺乳期乳腺炎发病的危险因素。

**哺乳期乳腺炎发病的危险因素有**

- 乳头皲裂，大多由哺乳时衔接姿势不正确造成。
- 乳房外伤，如乳房受压（包括胸罩压迫或汽车安全带的挤压等）、被婴幼儿踢伤、被用力按摩等。
- 过度排空乳房，造成泌乳增多，乳汁过盛。
- 哺乳间隔时间过长，或在涨奶时不能及时排出乳汁。

- 母亲过度疲劳或有严重的抑郁情绪。
- 婴儿腭裂或舌系带过短等导致含接困难。
- 母亲有既往乳腺炎病史，或有乳头雷诺症。
- 饮食过于油腻，导致乳汁黏稠。

## 5.2.3　部分高危因素的预防措施有哪些？

（1）乳房肿胀

增加婴儿的吸吮次数。我们都说妈妈是婴儿的守护者，但其实，婴儿也在默默守护着妈妈，通过婴儿的吸吮可以有效减轻乳房肿胀的症状。当哺乳妈妈感觉到涨奶时，应立即给婴儿进行喂哺，每次哺乳时单侧乳房控制在15分钟左右。当然，在实际喂养中，还是要根据婴儿的食量按需喂养。如果婴儿不配合或者婴儿不在身边，妈妈可以每隔2h进 行手动挤奶，每次单侧乳房的挤奶时间不超过20分钟。但要注意，不要一味排空乳房，当感到乳房不太胀痛、乳房变软、硬块消失或是变小时就可以停止排乳，每天不少于8次。同时，配合正确的热敷和冷敷方式，在涨奶未哺乳时可以冷敷缓解胀痛，在哺乳前可以适当热敷促进乳汁排出。

（2）乳头皲裂

采用正确的哺乳姿势，寻找能减轻疼痛的最佳姿势（图5.1）。准备喂奶时，拇指和食指轻轻滑动，将乳晕处的皮肤向前拉，在乳头处形成皱褶，保护乳头。喂奶后乳头暴露两三分钟，自然晾干。鼓励婴儿少食多餐，不要过度清洁乳头，使用羊毛脂软膏涂抹乳头。必要时也可以暂停哺乳，使用吸奶器，让乳房暂时休息。

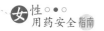

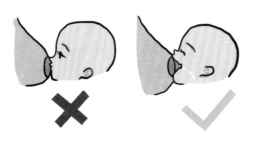

图 5.1 正确含接姿势与错误含接姿势示范

**（3）乳房外伤**

避免婴儿踢打，避免侧卧睡从而挤压乳房。乳房肿胀时，切忌胡乱按摩揉捏，这很可能加重乳腺的堵塞。

**（4）乳头内陷或扁平**

在第一次哺乳前，对乳头进行牵拉练习，之后每天继续进行数次牵拉训练，或直接借助吸奶器一边吸奶一边做牵拉，直到情况得到改善。有乳头雷诺症的妈妈也是经历一样的过程。

**（5）生活饮食**

并不是多吃油腻的食物就容易催奶，过于油腻的饮食容易导致乳汁黏稠，更会加重乳腺炎的病情。哺乳期应注意饮食均衡，宜清淡饮食，多补充水分，多补充优质蛋白质。同时，心情抑郁、愤懑或者休息不好，不仅会影响泌乳量，也可能会导致乳腺炎加重。哺乳妈妈要调整好生活作息，多休息，保持心情愉悦。

# 5.2.4  哺乳期乳腺炎，如何治疗？

首先要尽快就医，在医生的指导下进行局部或者全身性的治疗，整个治疗期间要注意排空乳汁，避免乳汁淤积，尽可能不停止哺乳。

局部治疗时可以对乳房进行按摩，使用电动吸乳器进行吸乳治疗，但注意吸力要适度，吸乳时间不宜太长。对发生红、肿、痛的炎症部位，可以采用硫酸镁溶液纱布湿敷，起到消肿、缓解疼痛、辅助控制炎症的作用。还可以采取热敷与冷敷交替来减轻乳房的肿胀和疼痛。热敷适用于哺乳前，冷敷适用于哺乳后或吸入器使用后。另外，可以使用中药如意金黄散外敷乳房局部，缓解乳腺炎的症状。需要提醒的是，按摩需要避开乳房水肿的部位，外敷需要避开破损、过敏的部位。

如果症状比较严重，局部红肿、疼痛明显，经检查明确有细菌感染，就要使用抗菌药物进行治疗。部分抗菌药物在哺乳期使用是相对安全的，通常会选用一代、二代头孢类抗菌药物，如头孢羟氨苄、头孢呋辛等。目前，哺乳期使用这些头孢菌素药物尚无发生问题的报道，如对头孢类抗菌药物过敏，可选用阿奇霉素来治疗。哺乳期使用抗菌药物的过程中，除了需留意哺乳妈妈服用后有无头晕、恶心、呕吐、腹泻等不良反应，还需要观察婴儿有无呕吐、腹泻、皮疹等反应。

如果哺乳妈妈的体温升高，可以使用布洛芬来止痛、退热，同时也可以促进乳汁有效排出，发热时不需要停止母乳喂养。

总之，采取正确的哺乳措施，做好高危因素的预防，保证充分的休息，保持良好的卫生习惯和愉悦的心情，哺乳期乳腺炎是可以避免的。

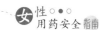

# 5.3 哺乳期需要补充哪些营养元素？

哺乳期是哺乳妈妈用乳汁哺育下一代，使婴儿健康生长发育的生理阶段。哺乳妈妈既要分泌乳汁、哺育婴儿，同时还要在这一时期调整修复由于怀孕和分娩对身体造成的损耗，因此，哺乳妈妈比非哺乳妈妈需要更多的营养。哺乳妈妈的营养状况是乳汁分泌的基础，营养不足将会减少分泌，降低乳汁质量，并且影响到哺乳妈妈的健康。

## 5.3.1 哺乳对女性有什么影响？

**体重减轻**：哺乳期女性的体重变化差异很大，体重逐渐减轻通常是在产后的头6个月，但营养良好的女性在哺乳的最初6个月的去脂体重不会减轻。

**维生素消耗**：在哺乳期，脂溶性维生素和水溶性维生素会进入乳汁，如果不进行补充，母体中储备的维生素将不足，对婴儿和母亲的健康都不利。

**矿物质丢失**：哺乳期女性的骨矿物质含量下降，但这种情况在断奶或恢复月经后，就会得到改善。从长期来看，母乳喂养不仅不会增加哺乳妈妈发生低骨密度、骨质疏松症或骨折的风险，反而可以降低未来发生骨质疏松的风险。

## 5.3.2 哺乳期需要哪些营养素？需求量是多少？

维持泌乳需要大量的营养素，相比妊娠期或非妊娠期，哺乳妈妈对营养素的需求量更大。例如，哺乳期女性对蛋白质，维生素 A、C、E、$B_6$、$B_{12}$，叶酸，烟酸，核黄素，碘，硒和锌等的需求量均增加。而像铁，由于哺乳期闭经，其需求量较低。平衡膳食的女性可通过全面增加食物的摄入量来满足营养素需求量的增加。在一些限制性膳食的情况下，有必要使用膳食补充剂。

**（1）蛋白质**

母乳中蛋白质含量与膳食蛋白质的摄入量成正比，哺乳妈妈在膳食中补充优质蛋白质可增进乳汁的质与量。如果乳母的膳食蛋白质的质量差，摄入量又不足，会影响乳汁中蛋白质的含量和组成。哺乳妈妈每天应在原基础上增加摄入蛋白质。这里，我们建议可以达到每天80g的标准来保证优质蛋白质的供给。也就是每天应比孕前增加约80～100g的鱼、禽、蛋、瘦肉这些优质蛋白质，保证蛋白质摄入的同时，也摄入了多种矿物质和维生素。除了上面提及的肉类蛋白质，还有大豆及其制品也是很好的优秀蛋白质的来源。

优质蛋白十佳食物见表5.4。

表5.4　优质蛋白十佳食物

| 序号 | 食物名称 | 蛋白质含量 g/100g（平均值） | 氨基酸评分（代表值） |
|---|---|---|---|
| 1 | 鸡蛋 | 13.1 | 106 |
| 2 | 牛奶（液态） | 3.3 | 98 |
| 3 | 鱼肉 | 18 | 98 |
| 4 | 虾肉 | 16.8 | 91 |
| 5 | 鸡肉 | 20.3 | 91 |
| 6 | 鸭肉 | 15.5 | 90 |
| 7 | 瘦牛肉 | 22.6 | 94 |
| 8 | 瘦羊肉 | 20.5 | 91 |
| 9 | 瘦猪肉 | 20.7 | 92 |
| 10 | 大豆（干） | 35 | 53（浓缩大豆蛋白评分为104） |

注：氨基酸评分是营养学中对食物蛋白质营养评价的一个指标，氨基酸评分越高，表示该蛋白质的营养价值越高。

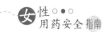

（2）维生素

维生素分为脂溶性维生素、水溶性维生素两种，前者主要为维生素A、E、D，后者主要为维生素C、B。部分维生素，在哺乳期会比非哺乳期的需求量更多，以弥补泌入乳汁的量。

1）维生素A

当哺乳妈妈缺乏维生素A时，不仅自身会出现眼干、皮肤瘙痒等症状，还会影响到婴儿的生长发育。相较于同龄的普通女性，哺乳妈妈对维生素A的需求量会大一些，推荐量为每天1100～1300μg。为提高乳汁中维生素A的含量以满足自身和婴儿对维生素A的需要，母亲一般可以通过摄入维生素A含量较高的食物来补充维生素A，不需要额外补充相关制剂。动物性食物中的维生素A是视黄醇，可被人体直接吸收利用。如富含视黄醇较多的有动物肝脏、蛋黄、奶类。植物性食物中的类胡萝卜素，尤其是β-胡萝卜素可在人体内转化成维生素A。在日常食物中，深绿色和红黄色蔬菜水果富含维生素A的量会比较高。

值得注意的是，维生素A会在肝脏聚集，长期持续的过量摄入会导致维生素A中毒，所以在婴幼儿补充维生素A时，医生都会建议隔天服用。但对于哺乳妈妈，如果没有服用额外的补充维生素A的药物，一般不用担心中毒的问题。

2）维生素E

维生素E和前面提到的维生素A一样，在人体内都是不能够合成的，需要通过外界摄入来满足需求。对于哺乳妈妈来说，维生素E的日推荐量为19mg，在饮食上可以选择维生素E含量比较高的油脂类食物，如花生油、大豆油、葵花籽油，以及牛奶、鸡蛋、瘦肉、坚果等。

3）维生素D

维生素D可以协助钙的吸收，强化骨骼发育，预防儿童先天性佝偻病。但维生素D很难透过乳腺细胞进入乳汁，因此，哺乳妈妈每日需要补充6400IU的维生素D，才能保障乳汁中维生素D的含量可以满足婴儿的正常需求。然而，大剂量补充维生素D，也会引发血钙症、尿钙症、尿结石等。对于哺乳妈妈来说，自身对维生素D的需求和同年龄段的其他妇女是一样的。如果是为了婴儿的生长需求，建议可以选择在婴儿的饮食中添加维生素D，每日推荐剂量为400IU。

4）水溶性维生素

母乳中的水溶性维生素的浓度同样取决于母亲的膳食。母乳中的水溶性维生素浓度受到自身调控，不会因母亲对维生素的摄入量过高而导致乳汁中的水溶性维生素的浓度超过上限，例如维生素C和维生素B$_1$在乳汁中的浓度分别保持在大约为160mg/L和200μg/L以下。

（3）矿物质

在人体内的矿物质可以分为两类：一类是每日需要量在100mg以上的常量元素，如钙、磷、钠、钾、氯、镁、硫；一类是每日需要量在100mg以下的微量元素，如碘、铁、铜、锌、硒、钴、铬、钼等。矿物质是无法自身产生或合成的，因此，我们每天都要摄取一定量的矿物质来维持机体的平衡和健康。

1）钙

哺乳期每天通过乳汁分泌的钙约为200mg，随着泌乳量的增加，哺乳妈妈体内的钙量流失也会增加，为保证母体的钙平衡和骨骼健康，推荐哺乳妈妈的钙摄入总量为每天1000mg。前面我们有提到，从长期来看，母乳喂养并不增加健康女性发生低骨密度下降的风险，在断奶后可以更快、更好地恢复甚至超过孕前水平。所以，哺乳造成的骨密度下降是可逆的，恢复的程度和水平与哺乳时间以及哺乳妈妈的自身情况有关。因此，在哺乳期，我们还是要重视哺乳妈妈的钙摄取，在饮食上增加奶类或含钙量高的豆制品、绿色蔬菜等食物，如在哺乳期，每天的饮奶总量可增加至500mL，可从中获得约540mg的钙，加上膳食中其他食物来源的钙，就比较容易达到推荐的摄入量。

2）碘

碘是大脑发育所必需的微量元素，对于纯母乳喂养的婴儿来说，碘的摄取完全依靠母乳来提供。哺乳妈妈血液中的碘通过乳汁会优先提供给婴儿，因此在哺乳期，哺乳妈妈对碘的需求量较怀孕前增加，需要达到每天240μg。食用含碘盐以及含碘量高的食物，有利于哺乳妈妈降低碘缺乏的风险。要知道，仅依靠碘盐并不能满足哺乳妈妈对碘的需求。同时有研究显

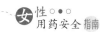

示，近年来我国居民碘盐的食用率呈下降趋势，有些哺乳妈妈出于健康饮食的考虑，特意减少食盐的摄入，这也是哺乳妈妈缺碘的一个重要因素。在膳食中可以适当增加富含碘的海产品的摄入，如海带、紫菜、鱼虾等，可使乳汁中的碘和DHA（二十二碳六烯酸）的含量增加，有利于婴儿生长发育，特别是脑和神经系统的发育。

Tips

有研究发现，抽烟会增加血液中硫氰酸盐的含量，导致母乳内碘浓度降低，从而影响到婴儿的大脑发育。

3）铁

哺乳会诱导闭经，因此，哺乳妈妈对铁的需求量较低，若非明确缺铁，一般无须再使用产前所用的含铁的多种维生素制剂。

4）其他

与非哺乳妈妈相比，锌、硒等这些矿物质的日推荐摄入量也有所提高以弥补泌入乳汁的量。适当食用动物肝脏，有利于锌的摄入。

表5.5为孕期和哺乳期维生素与矿物质需求量对比参考。

表5.5　孕期和哺乳期维生素与矿物质需求量对比参考

| 维生素和矿物质 | | 推荐膳食摄入量 | |
|---|---|---|---|
| | | 孕期 | 哺乳期 |
| 脂溶性维生素 | 维生素 A | 770μg | 1300μg |
| | 维生素 D | 600IU | 600IU |
| | 维生素 E | 15mg | 19mg |
| | 维生素 K | 90μg | 90μg |
| 水溶性维生素 | 维生素 C | 85mg | 120mg |
| | 维生素 $B_1$ | 1.4mg | 1.4mg |
| | 核黄素 | 1.4mg | 1.6mg |
| | 烟酸 | 18mg | 17mg |

续表

| 维生素和矿物质 | | 推荐膳食摄入量 | |
|---|---|---|---|
| | | 孕期 | 哺乳期 |
| 水溶性维生素 | 维生素 B$_6$ | 1.9mg | 2mg |
| | 叶酸 | 600μg | 500μg |
| | 维生素 B$_{12}$ | 2.6μg | 2.8μg |
| 矿物质 | 钙 | 1000mg | 1000mg |
| | 磷 | 700mg | 700mg |
| | 铁 | 27mg | 9mg |
| | 锌 | 11mg | 12mg |
| | 碘 | 220μg | 240μg |
| | 硒 | 60μg | 70μg |

温馨提示

不少哺乳妈妈会选择服用复合维生素，大家在选择时一定要仔细查看药品说明书，看清楚营养成分表的含量，仔细看药品服用的频次，对应自身需求来进行选择。

## 5.3.3 怎样通过膳食补充营养素？

中国家庭大多很重视产后的饮食。"月子餐"在哺乳期也是家庭的重点工作之一。现在各大网站、母婴APP也都能查找到各种"月子餐"的菜单，从坐月子第一天开始，其内容十分丰富，大家可以作为参考。但有一条原则，大家一定要记得：哺乳妈妈的饮食会影响一些维生素和矿物质在母乳中的浓度，但乳量和总体成分的变化与我们吃的膳食基本没有关系。所以，哺乳期的膳食应该由多样化食物组成，无特殊食物禁忌，每天应吃肉、禽、蛋、奶等食品，但不应过量以保证整个哺乳期的营养充足和均衡。

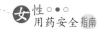

表5.6为哺乳妈妈的膳食与乳汁成分的影响。

表5.6　哺乳妈妈的膳食与乳汁成分的影响

| 乳汁成分 | 是否受饮食影响 |
| --- | --- |
| 乳汁总量 | 否 |
| 碳水化合物 | 否 |
| 蛋白质 | 否 |
| 脂类 | 不影响脂肪总量，但影响脂肪的种类 |
| 免疫物质 | 否 |
| 脂溶性维生素 | 是，受乳汁中脂肪水平的影响 |
| 水溶性维生素 | 是 |
| 矿物质 | 否：铁、铬、钴、钙；<br>轻微：碘、氟、锌、镁、硒、铅 |

**饮食上可以秉持的要点**

- 每天比孕前增加80～100g的鱼、禽、蛋、瘦肉，每天总量为220g，必要时部分可用大豆及其制品替代。
- 每天比孕前增饮200mL左右的牛奶，达到饮奶总量每天400～500mL。
- 每周吃1～2次动物肝脏，总量达到85g猪肝或40g鸡肝。
- 每周至少摄入1次海带、海鱼、紫菜、贝类等海产品。
- 采用加碘盐烹调食物。
- 每天吃多种多样的蔬菜水果，保证每天摄入的蔬菜总量为500g。
- 每天的需水量应比一般人增加500～1000mL，每餐保证有带汤水的食物。
- 忌吸烟饮酒，避免饮用浓茶和大剂量的咖啡。

# 5.4 产后抑郁，怎么办？

不少初为人母的新妈妈都会遭遇到产后抑郁，常常会感到伤心、沮丧、无助，有时暴躁易怒，有时又会陷入对自我的否定当中，对当前的生活失去兴趣。随着自媒体的迅速发展，"产后抑郁"这个话题也被大家越来越重视。产后抑郁的发病没有固定的时间，典型的产后抑郁大多在产后6周内开始，也有一些女性到产后12个月才开始出现抑郁症状。

## 5.4.1 产后抑郁有哪些表现？

由于产后体内激素有很大的变化，尤其是产后24小时，胎盘类固醇分泌突然减少，许多女性产后会出现短暂的轻度抑郁症状，例如情绪不良（如喜怒无常、焦虑、易激惹），失眠，哭泣和注意力下降。一般，在产后2～3天开始出现轻度抑郁症状，称之为"产后心绪不良"。产后心绪不良通常不需要特殊干预，家人的安慰和陪伴或进行心理治疗即可自愈，在10天左右可减轻或消失。但产后早期心绪不良可能是产后抑郁的前兆，当产后女性出现以下任意一条症状时，需要引起足够的重视，建议及时去专业医疗机构进行评估筛查。

（1）无故忧虑婴儿的健康。

（2）担心自己照护婴儿的能力。

（3）对婴儿的脾气和行为认知较消极。

（4）沮丧持续至少2周。

（5）对婴儿的活动没有兴趣。

（6）对家人的支持和安慰没有回应。

（7）使用酒精、毒品或烟草。

（8）不遵从产后保健。

（9）经常到产科或儿科医生处非例行就诊或给其打电话。

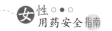
## 5.4.2　产后抑郁有哪些治疗方法?

目前治疗产后抑郁的方法主要有心理疗法、药物疗法和物理疗法。

心理治疗对产后抑郁的治愈显著有效，同时不会给母乳喂养的婴儿带来危害。如被诊断为轻度抑郁发作，可首选单一的心理治疗，与治疗师（比如精神科医生、心理医生、护士或社会工作者）交谈，当症状无改善，就需要考虑药物治疗，或者药物联合心理治疗。

物理疗法主要为改良电痉挛治疗及重复经颅磁刺激。物理治疗在一些产后抑郁症状比较严重的女性，如具有强烈自杀或有伤害婴儿的倾向时，可作为首选治疗。

其他还有一些疗法，如运动疗法、光疗、音乐疗法、饮食疗法等，这些都可以作为辅助治疗来配合上述三种治疗方法。不管哪种治疗方法，都应在确保产妇和婴儿安全的前提下开展进行。

## 5.4.3　哪些药物可以治疗产后抑郁?

尽管母乳喂养有诸多好处，但考虑到药物对婴幼儿的影响，有些产后抑郁的女性采取不治疗的消极态度，对自身和婴儿都会带来不利影响；有些则为了治疗产后抑郁，放弃了母乳喂养。对于患产后抑郁的哺乳妈妈来说，哺乳有助于强化母子关系，如果没有因母乳喂养困难而导致情绪焦虑的，还是应该尝试继续哺乳。那么，抗抑郁药的使用会影响哺乳吗?

过去我们认为，哺乳妈妈服用抗抑郁药会给婴儿带来风险，因为所有抗抑郁药都能分泌到乳汁中。但现有研究证实，大多数抗抑郁药给婴儿带来的风险相对较低，越来越多的研究表明抗抑郁药在哺乳期是可以安全使用的。抗抑郁药的种类繁多，其中，选择性5-羟色胺再摄取抑制剂是哺乳期抗抑郁公认的一线治疗药物。这类药物主要包括氟西汀（L2）、帕罗西汀（L2）、舍曲林（L2）、氟伏沙明、西酞普兰（L2）、艾司西酞普兰。

这类药物在妊娠期和哺乳期的研究最多，应用也越来越广泛。现有的研究也更多关注抗抑郁药在婴儿血清和母乳中的浓度。氟西汀因半衰期较长，也更容易聚集在婴儿血清中；而帕罗西汀和舍曲林更少分泌到母乳中，在婴儿血清中的浓度则较低，但对于帕罗西汀，要考虑停药反应以及对不良反应的耐受性（如恶心等）。因此，哺乳期需要服用抗抑郁药物，尤其是产后首发抑郁障碍的女性，可以优先选择舍曲林。总的说来，这类药物都属于做好风险评估的情况下可以慎用的范畴。

哺乳期使用选择性血清再吸收抑制剂（selective serotonin reuptake inhibitor, SSRI）时，婴儿摄入的相对剂量及血药浓度（相比于母亲）见表5.7。

表5.7　婴儿摄入的相对剂量及血药浓度（相比于母亲）

| 抗抑郁药 | 婴儿摄入的相对剂量 | 婴儿的相对血药浓度 | 有意义的药代动力学指标 |
|---|---|---|---|
| 西酞普兰 | 5%～6%（2.5%～9.4%） | 2%～3%（0～7%） | 成人平均半衰期：33h 代谢产物活性低 |
| 艾司西酞普兰 | 2%～4%（1.8%～7.7%） | 1.7%（0.5%～5.9%） | 成人平均半衰期：30h 代谢产物活性低 |
| 氟西汀 | 6%（1%～12%） | 7%（0～10%） | 成人平均半衰期：4～6d 代谢产物半衰期：4～16d 代谢产物活性高 |
| 氟伏沙明 | 1% | 检测不出 | 成人平均半衰期：17～22h 代谢产物活性低 |
| 帕罗西汀 | 1%（1.1%～3.2%） | 检测不出 | 成人平均半衰期：24h 代谢产物活性低 |
| 舍曲林 | 0.5%（0.2%～2.4%） | 2%（0～15%） | 成人平均半衰期：22～36h 代谢产物活性低 |

除了SSRI，选择性5-羟色胺及去甲肾上腺素再摄取抑制剂文拉法辛（L3）也具有抗抑郁作用，但属于哺乳期的慎用范畴。雌激素在部分产后患者中也可以起到抗抑郁的效果，与5-羟色胺类药物合用，直接或间接调节神经功能。

多数抗抑郁药在用药2周左右开始起效，但通常需至少4～6周才能充分见效，有的药物要充分见效甚至可能会长达两三个月。若用药6～8周后

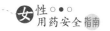
无任何改善，请告诉医生。医生会根据个体情况，选择增加剂量或更换其他治疗药物。由于抗抑郁药的撤药综合征在临床中十分常见，所以在换药和停药时，一定要严格遵照医嘱执行服药计划，千万不能骤然撤药（除氟西汀外）。

## 5.4.4 产后抑郁用药的原则是什么？

哺乳妈妈使用抗抑郁药治疗时，必须保证用药的益处要远远大于用药的风险。产后抑郁的女性，在使用药物前需要进行全面的收益和风险评估。某些药物可能会影响到婴幼儿的健康，但不治疗抑郁症会同时危害到母亲和孩子，且许多抗抑郁药对孩子是相对安全的，医生可帮助哺乳妈妈判断是否需要用药，哪种药物最适合，是否需要中断哺乳。但若女性不愿进行母乳喂养，或因母乳喂养困难导致情绪或焦虑症状加重，也可选择配方奶喂养。

总体来说，产后使用抗抑郁药物遵循以下原则。

（1）哺乳期用药应采取最小的有效剂量，以使婴儿接触的药物量达到最小，而且服药量若需加大，宜缓慢逐步调整剂量。

（2）妊娠期间若有已使用抗抑郁药物治疗成功者，通常不应因哺乳而换药，因为孕期胎儿宫腔内药物的暴露远大于母乳喂养婴儿的药物暴露。

（3）尽量使用单一药物治疗，避免多种精神药物合用。

（4）如果用药过程中，发现婴儿有易激惹、哭闹不停、睡眠紊乱等有别于以往的状况，应立即停止母乳喂养。

## 5.4.5 产后抑郁能预防吗？

产后抑郁的发生原因是复杂的。从以往研究看来，有产后抑郁史或是抑郁史的女性怀孕时发生产后抑郁的风险较高，需要提前关注，及时干预。另外，在怀孕期间有抑郁症状的女性，也是产后抑郁的高发人群。

　　高风险的女性应保持充分休息，维持规律的睡眠和活动周期，坚持以往的锻炼习惯，伴侣和家庭成员应多支持和陪伴，尽可能减少对其刺激。此外，向产后女性传授育儿技能也是一种干预措施，可以帮助减轻抑郁症状的发展。

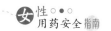

# 5.5　如何正确回奶?

　　母乳虽然是婴儿的最佳喂养食物,但总有一天是要告别的。而断奶后的回奶问题,也是哺乳妈妈们碰到的最后一道难关。很多女性在断奶回奶的过程中会因乳汁不断分泌、乳房胀痛难忍导致回奶失败,甚至引发乳腺炎。因此,科学的回奶至关重要。主要的回奶方式有两种:自然回奶(断奶)和人工回奶(药物回奶)。

## 5.5.1　哺乳多长时间后断奶较合适?

　　世界卫生组织推荐,在生命的最初6个月,应对婴儿进行纯母乳喂养,之后即使添加了营养充足的辅食,也还是鼓励继续母乳喂养至2岁或2岁以上。断奶的时间没有具体标准,除去疾病因素影响外,一般建议女性进行母乳喂养尽可能至婴儿1周岁。此时,婴儿的消化系统发育开始完善,对母乳的生理依赖逐渐减弱,能接受丰富多样的辅食,妈妈和婴儿也已经建立了良好的情感纽带,断奶相对较为合适。国际母乳协会也提出建议,断奶最好是逐渐且充满爱地完成。

## 5.5.2　什么是自然回奶?

　　如果有足够的时间让婴儿可以循序渐进地离乳,就可以用自然回奶法,可以采取的策略有:
　　(1)每2～5天减少1次母乳喂养。
　　(2)缩短每次母乳喂养的时间。

（3）延迟每次母乳喂养的间隔时间；减少白天的喂养次数，例如原来1天喂养6次的，以每2～5天减少1次，直到婴儿白天能完全离开母乳。最先减去中午的母乳喂养通常是最好的做法，因为这时候婴儿通常较为活跃，不太可能被激惹，可以尝试辅食添加、做游戏、外出玩耍等转移注意力的方法，较容易被婴儿接受。

（4）在降低喂奶频率的同时，要控制有助于乳汁分泌食物的摄入，以及减少对乳房的刺激。

通常情况下，自然回奶的时间大约在1～2周，具体时间因人而异。

# 5.5.3  什么是人工回奶？

有些妈妈的乳汁分泌过于充沛，或是因为各种原因不得不快速回奶时，可以采取人工回奶的方式，即用药物来回奶。选择药物回奶，一定要去专业的医疗机构，经医生评估后遵医嘱进行。

回奶的时候可以用一些中药材，如麦芽茶。具体方式：炒麦芽60g，清水煎服，当茶饮，需要注意的是只有炒麦芽具有回奶作用，其他如生麦芽没有回奶作用。如回奶时乳房胀痛，也可用芒硝外敷来减轻肿胀感。回奶的西药可以在医生的指导下使用较大剂量的维生素$B_6$片。

Tips

麦芽水一定要遵医嘱掌控好浓度，否则也会适得其反，奶量不减反增，千万不能凭经验用药。

不推荐大家选用激素类药物或溴隐亭来回奶，它们的回奶效果与维生素$B_6$并无明显差异，但副作用和不良反应却较多。

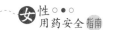
## 5.5.4 断奶时可能出现的乳房问题

　　断奶时可出现多种不同的乳房问题，包括乳房肿胀、坚硬，皮肤温度升高和疼痛，严重者会有乳腺管堵塞，可致乳房出现硬结或者发热等。这些问题在突然断奶时，尤其容易发生。

　　在断奶阶段可以事先采取一些措施来预防，如用吸奶器或用手排出部分乳汁，可每日进行几次部分排空乳汁的操作，直至乳房疼痛停止。需要提醒的是，每次的排乳时间都应控制在数分钟，若抽吸时间过长，乳汁分泌反而会增加。

　　关于断奶引起的乳房问题，请咨询专业的医务人员，根据不同的情况采取不同的方式治疗。

# 第6章

# 更 年 期

女 性 用 药 安 全 指 南

# 6.1 正确认识更年期激素治疗

更年期是指女性从有生育能力过渡到无生育能力的生命阶段的一个泛称。更年期女性往往承担着社会和家庭的多重角色，快节奏的工作、社会的竞争、家庭生活中的责任，导致更年期女性压力重重。"更年期综合征"严重困扰着这一阶段的女性，影响更年期妇女的身心健康。

## 6.1.1 什么是更年期?

更年期指的是以女性绝经为节点，包括其前后的一段时间，是从生殖期过渡到老年期的一个特殊阶段，涵盖了围绝经期和绝经后期两个时期。对于这个特殊时期持续的长短，每个女性都不同，起始时间和结束时间也因人而异。女性的绝经是渐进的过程，随着年龄增长，卵巢功能逐渐开始减退，体内雌激素水平开始下降，降到一定的水平时就出现绝经。绝经年龄不仅有地域、民族差异，也受到遗传、营养等因素的影响。大多数女性绝经在50岁前后，我国女性目前的平均绝经年龄为49岁。

## 6.1.2 什么是进入更年期的标志?

40岁以上的女性，排除怀孕和疾病后，在10个月之内发生两次不间隔月经周期长度的变化超过6天，可以认为已经进入更年期，或者称进入围绝经期。

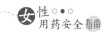

### 6.1.3　更年期有哪些症状？

更年期症状可分为近期症状和远期症状。

近期症状有：（1）月经失调，包括月经周期不规律，月经期持续时间长，或停经一段时间后月经量过多等月经异常的情况；（2）潮热、多汗等血管收缩症状；（3）睡眠障碍、心悸、头痛、头晕、易疲劳等自主神经失调症状；（4）焦虑不安、情绪低落、情绪不能控制等精神神经症状。

随着卵巢功能逐渐衰竭，雌激素水平进一步下降，远期症状逐渐突显，包括：（1）阴道萎缩、瘙痒、干涩、疼痛、灼烧感、性生活障碍，反复发作的萎缩性阴道炎等生殖道症状；（2）尿急、尿频和反复泌尿系统感染等泌尿道症状。此外，雌激素水平的急剧下降使得骨质丢失从而引发骨质疏松，骨折发生率骤然上升，也增加了心血管疾病的患病风险和盆底功能障碍（如子宫脱垂、压力性尿失禁）的发生率。

### 6.1.4　什么是更年期激素治疗？

更年期激素治疗也称为绝经激素治疗，是通过对机体补充缺乏的激素来弥补卵巢功能衰竭、缓解绝经相关症状而采取的一种治疗措施。国际绝经学会指出，绝经激素治疗作为更年期妇女健康管理的一部分，同饮食、锻炼、戒烟、限酒等健康生活方式一样，可有效改善更年期症状，预防骨质疏松。

绝经激素治疗可采用口服、经皮、局部给药等途径，用药方案通常有单用雌激素治疗、雌孕激素序贯治疗、雌孕激素联合治疗或者雌激素局部外用治疗，以及替勃龙治疗等方案，具体治疗方案需根据更年期症状、个人需求、有无其他疾病和相关检查结果，经医生全面评估后制定。

绝经激素治疗的最佳时机为50～60岁或者绝经少于10年的更年期妇女，经医生评估无禁忌证后开始启动，治疗过程中应定期随访，分别于开始用药后第1个月、第3个月、第6个月、第12个月复诊，以后每半年或1

年进行回诊，每年进行1次全面体检，若出现异常阴道出血、乳房不适等情况，应随时就诊。

但是需要注意以下的情况。

**不适合使用激素进行补充治疗的情况有**

- 性激素依赖性肿瘤，如乳腺癌、子宫内膜癌等。
- 原因不明的阴道出血。
- 患有活动性静脉或动脉血栓栓塞性疾病。
- 严重肝肾功能不全。
- 血卟啉症、耳硬化症。
- 脑膜瘤（禁用孕激素治疗）。
- 已知或怀疑妊娠。


# 6.1.5 激素补充治疗担忧之一二三

（1）激素补充治疗会发胖吗？

不会。围绝经期中的人体代谢发生变化，如果不补充性激素，体重反而会有所增加，脂肪趋向于分布在腰腹部位，不利于健康，激素的补充会使体重的增加幅度降低。

（2）激素补充治疗会引起乳腺癌吗？

激素补充治疗引起乳腺癌的风险很小，治疗结束后风险逐渐降低。研究数据表明，激素补充治疗3～5年不会增加乳腺癌发生的风险。乳腺癌风险的增加与激素补充治疗方案中添加的合成孕激素有关，并与孕激素使用的时间长短有关。与合成孕激素相比，天然或接近天然的孕激素及替勃龙等药物导致患有乳腺癌的风险更低。

（3）激素补充治疗时可以停药吗？

激素补充治疗不会成瘾，如果不想继续用，是可以随时停止使用的，但不建议随意停药。如需停药，建议在医生的指导下停止使用。

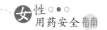

# 6.2 围绝经期和绝经后期，骨质疏松，怎么办？

随着我国社会人口老龄化进程加剧，骨质疏松已严重威胁到中老年人尤其是中老年女性的健康。有研究数据显示：女性骨质疏松的患病率约为男性的3倍！这里就要提到女性的一个特殊阶段——围绝经期。围绝经期指的是妇女绝经前后的一段生理阶段（一般从45岁左右计算至停经后12个月内），包括从接近绝经出现与绝经有关的内分泌、生物学和临床特征起至最后1次月经后12个月。女性围绝经期至绝经后的骨量快速减少，发生骨质疏松的概率大大提高，骨质疏松和相关骨折是增加绝经后妇女死亡率和患病率的危险因素。图6.1为正常骨质与骨质疏松对比。

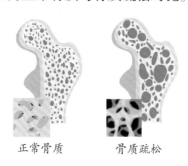

正常骨质　　　　骨质疏松

图 6.1　正常骨质与骨质疏松对比

## 6.2.1 骨质疏松的原因和表现有哪些？

女性从围绝经期开始激素水平波动，卵巢合成的雌激素大量减少，导致骨量流失加速。一般，初期无明显症状，随着病情进展，会出现腰背痛或周身骨骼疼痛，严重时可影响翻身、坐起、走路，甚至导致身高缩短或驼背等脊柱变形，更严重的可能出现轻微创伤，如发生骨折或日常活动中发生一些非暴力的髋部、脊柱等部位的脆性骨折。

## 6.2.2  骨质疏松，如何预防？

围绝经期和绝经后期是女性生命周期中很长的一段特殊阶段。在这个阶段，建议先通过对女性的生活方式进行全面指导和健康管理来预防骨质疏松的发生，包括均衡饮食，增加户外运动，科学健身，接受充足的日照，防止跌倒，控烟酒及咖啡、碳酸饮料的摄入，效果不佳时可在医生的指导下进行药物预防。另外，对于围绝经期和绝经后期的女性，建议定期进行骨密度测定或胸腰椎X线检查，进行骨折风险评估，及早发现脆性骨折。

## 6.2.3  防治骨质疏松的药物有哪些？

（1）钙剂——碳酸钙、枸橼酸钙等

钙是构成骨骼的主要成分。补钙可以增加骨密度，降低骨折风险。50岁以上和绝经后女性钙的推荐摄入量为每天1000mg。建议首先通过饮食来实现，如果每日饮食中钙摄入量低于700mg，可通过服用钙剂来达到每日推荐摄入量。以少量多次的方式摄入等量的钙，能更好地增加钙的吸收。但过度摄入钙会增加心血管疾病和肾结石的风险，因此，从饮食和钙补充剂中摄入的钙，应避免每天超过2000mg的总量。

（2）维生素D——维生素$D_3$、骨化三醇等

维生素D可以帮助人体从骨骼中吸收钙质，确保骨骼的正常更新与矿化，改善肌肉性能，预防疏松性骨折。人体内维生素D的来源主要为皮肤日照和膳食摄取，必要时可从维生素D制剂中补充。中国成人的维生素D的推荐日摄入量为400IU，65岁及以上成人的推荐日摄入量为600IU；用于防治骨质疏松时，每日剂量可达800～1200IU。补充的维生素D有普通维生素D和活性维生素D两种。普通维生素D是骨健康的基本补充剂，而活性维生素D及其类似物是治疗骨质疏松的有效药物。

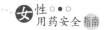

（3）性激素——雌激素、孕激素等

绝经激素治疗是中老年妇女围绝经期和绝经后骨质疏松的一级预防措施。雌激素类药物可以抑制骨转换，预防围绝经期和绝经早期妇女骨丢失，增加或维持中老年女性的骨密度。研究发现，激素治疗对围绝经期妇女的软骨、皮肤、韧带等组织也有益处。建议60岁以下、绝经在10年之内、静脉血栓风险小、伴随绝经相关症状出现、未使用绝经激素治疗的中老年妇女，经医生充分评估后可以通过激素补充治疗来预防骨丢失。激素补充治疗的定期随诊非常重要，医生可通过随访来了解治疗效果，预防可能发生的乳房胀痛、非预期出血等不良反应，进行个体化用药方案调整。乳腺癌和静脉血栓是绝经激素治疗的禁忌证。对于有静脉血栓高风险（体质量指数>30kg/m$^2$、吸烟、有易栓症家族史）的女性，经皮雌激素可能更安全。

（4）其他抗骨质疏松的药物

对于骨折风险高的绝经后妇女，治疗骨质疏松还可以根据病情选用唑来膦酸、阿仑膦酸钠、降钙素、雷洛昔芬、特立帕肽等药物。其中，阿仑膦酸盐类药物和利塞膦酸盐类药物已被写进多个国家的绝经后骨质疏松的防治指南，作为一线推荐治疗药物。对于不愿意接受或因疾病等因素不能接受激素治疗和其他抗骨质疏松药物治疗的妇女，还可以选择中药治疗，或联合中药治疗。中药以补肝益肾、活血化瘀、益气健脾、强筋壮骨为主，对增加骨量、降低骨折风险有一定的疗效。需要提醒的是，任何的药物治疗都需要经过医生的专业评估。

总之，预防大于治疗是防治骨质疏松的关键策略。对于围绝经期和绝经后妇女的骨健康，从健康的生活方式开始，同时做好早期筛查，以便尽早发现骨质疏松及高危因素，及时防治，从而避免骨质疏松的发生及骨质疏松性骨折和再次骨折的发生。

# 6.3 什么是绝经期泌尿生殖综合征?

绝经期泌尿生殖系综合征是指女性在绝经期由体内雌激素低水平引起的外阴阴道和膀胱、尿道的一系列改变。平时大家熟知的老年性阴道炎（萎缩性阴道炎）就是女性绝经后常见的生殖道疾病，主要是因为卵巢功能衰退，雌激素水平降低，阴道内pH升高，导致病原菌过度繁殖而产生阴道炎症。其实，女性绝经后雌激素和因体内其他性类固醇水平减少引发的系列症状与体征，不仅仅是生殖道的萎缩和炎症，也包括尿频、尿急、反复发作的尿路系统感染。国际妇女性健康研究学会和北美绝经协会在2014年提出，把女性绝经期这一系列外阴阴道症状和下尿路症状疾病称为绝经期泌尿生殖综合征。绝经期泌尿生殖综合征严重影响着女性绝经后的身心健康。

## 6.3.1 绝经期泌尿生殖综合征有哪些症状?

绝经期泌尿生殖综合征主要是因雌激素缺乏而引起相关症状。外阴阴道症状包括：外阴瘙痒、阴道干涩、烧灼痛、阴道黏膜萎缩、阴道分泌物增多、白带异常、阴道出血或点滴出血；泌尿道症状包括排尿困难、夜尿、尿频、尿急、尿痛、急迫性尿失禁和反复的泌尿系统感染，极少数女性还会出现血尿等现象；性行为方面包括因阴道缺乏润滑作用而导致的性交不适或疼痛，以及性功能障碍现象。

## 6.3.2 哪些因素会导致绝经期泌尿生殖综合征?

绝经期泌尿生殖综合征的发生主要在围绝经期和绝经后期，因此，低雌激素状态的持续时间是绝经期泌尿生殖综合征的发生和严重程度的首要影响因素。此外，某些疾病或者药物也可能引起人体雌激素水平的降低，诱

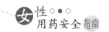

发围绝经期综合征的一些相关症状，如人体潮热、外阴瘙痒、阴道分泌物增多、阴道萎缩性改变等。

**引发低雌激素状态的因素主要有以下情况**

- 自然绝经。
- 因手术等原因导致绝经，如卵巢切除术。
- 卵巢功能早衰。
- 疾病影响，如下丘脑垂体疾病。
- 药物影响。使用一些具有抗雌激素作用的药物，如他莫昔芬、阿那曲唑；使用促性腺激素释放激素，如亮丙瑞林、戈舍瑞林。

# 6.3.3 绝经期泌尿生殖综合征的治疗方法有哪些？

（1）润滑剂和保湿剂

润滑剂和保湿剂起效快，作用明显，属于非处方药，可自行在药店购买，获得和使用较为方便。润滑剂主要用于性生活前，以缓解阴道的干涩和性生活时带来的疼痛感，作用时间较短；保湿剂相较于润滑剂作用的时间持久一些，用于日常规律使用，保持阴道内一定的湿润，改善阴道的干涩不适。润滑剂和保湿剂，主要用于症状轻微的患者，如乳腺癌术后等女性，同时对于使用雌激素治疗有一定的风险，也不失为一种治疗选择。市场上供应的润滑剂和保湿剂的品种多，组成成分也有差异，酸碱性也不相同，患者的耐受性也不一致，在使用这类产品时，需根据自己的年龄、身体状况、症状程度等来选择适合自己的产品，防止不良反应的发生。

（2）雌激素

雌激素的补充治疗是目前临床公认治疗绝经期泌尿生殖综合征最主要且最有效的方法，能明确缓解阴道的相关症状，且对潮热、多汗也能有所改善。临床上，雌激素的使用方法主要为局部使用和口服使用。

- 局部雌激素：对于以泌尿生殖症状为主的绝经后女性，若没有激素补充禁忌证时，首选阴道局部雌激素治疗。结合雌激素乳膏，如普罗雌烯乳膏等阴道用乳膏制剂，都能促使女性生殖道黏膜产生局部雌激素的作用，恢复营养机能，可用于治疗萎缩性阴道炎（如有致病菌在阴道内侵袭繁殖时，可以合并使用甲硝唑栓剂）。阴道局部雌激素用药在改善生殖道症状的同时，也能缓解尿频、尿急及泌尿道反复感染的症状。局部用药的优点在于，被吸收的药物量不会对远离生殖道的器官产生全身性的雌激素效应，且将低剂量雌激素短期用于局部阴道，无须加用孕激素，可以降低激素补充治疗带来的潜在风险。

- 全身雌激素：对于围绝经期全身症状明显且伴有泌尿生殖系统症状的女性，可以进行口服激素治疗，口服激素治疗的方案较多，医生会根据病情特点进行风险和利弊评估，给出个体化的治疗方案。如用口服激素治疗缓解生殖泌尿系统症状不明显时，可加用低剂量的雌激素阴道用药进行治疗。

- 其他药物：如奥培米芬、普拉睾酮（阴道脱氢表雄酮）可用于治疗绝经期女性外阴阴道萎缩所致的性生活疼痛；替勃龙也可以在一定的程度上改善绝经期妇女的性功能障碍；植物雌激素，如异黄酮、木质素、香豆雌酚因其结构与功能和人体的雌激素相似，可产生一定的雌激素样作用来改善绝经期泌尿生殖综合征症状；另外，还有催产素凝胶等。

（3）激光治疗

激光可通过激活自身修复机制来促进阴道组织的修复、成长和愈合。目前常用的激光类型有微消融点阵式$CO_2$非消融铒激光。激光治疗的操作简便，且短期可获明显疗效，但其临床应用的安全性和有效性还需要更多的研究数据证实。

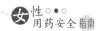

> ## Tips
>
> **使用雌激素治疗有风险吗？**
>
> 任何药物的使用都是有风险的，雌激素治疗也不例外。对阴道局部使用雌激素时，个别女性会有刺激、瘙痒、过敏等不良反应的发生，如症状一过性或比较轻微，可密切观察并继续使用；如症状持续或严重，可以咨询医生更换药物。雌激素使用过程中，无论是口服还是局部应用，都有可能发生乳房疼痛、生殖道突破性出血和点滴样出血，极少数人群会发生血栓栓塞性相关疾病，如发生此类不良反应，请立即告知医生。长期使用雌激素还需要密切监测子宫内膜和乳腺组织。

## 6.3.4  治疗绝经期泌尿生殖综合征需要多久？

使用雌激素治疗绝经期泌尿生殖综合征时，通常在开始阴道雌激素用药的2～4周后症状得到改善。维持治疗的持续时间因人而异，医生会根据阴道萎缩的症状和泌尿系统症状的严重程度来给予个体化的疗程。目前，临床试验的随访时间均未超过1年，但阴道用药的不良反应的风险较低，低剂量阴道雌激素治疗可长期使用。较大剂量的阴道雌激素治疗或全身雌激素治疗的持续时间，应由临床医生根据治疗的结果评估来决定。

# 第7章

# 认识常见的妇科疾病

女 性 用 药 安 全 指 南

# 7.1　认识阴道炎

　　阴道是女性生殖道的重要组成结构，是女性经血排出、胎儿分娩行为不可缺少的通道。阴道的健康对每位女性的身体健康以及生殖健康都至关重要。女性的阴道内存在一种乳酸杆菌。乳酸杆菌将坏死脱落细胞的糖原作为底物，把葡萄糖转化为乳酸，从而为阴道提供酸性的环境（pH 约为 4.0 ～ 4.5）。酸性的环境可以维持阴道中的菌群平衡，此外也抑制了病原微生物的生长。当阴道的酸性环境被破坏，就可能发生阴道炎。

## 7.1.1　阴道炎有哪些症状？

　　阴道炎是常见的妇科炎症，就像生殖道得了场"感冒"，我们不要觉得难以启齿，拒绝咨询和防治。通常，阴道炎女性会表现出下述一种或多种非特异性外阴阴道症状。

- 阴道分泌物的量、颜色或气味改变。
- 瘙痒。
- 烧灼感。
- 刺激性。
- 红斑。
- 性交痛。
- 点滴出血。
- 排尿困难。

　　一般来说，阴道分泌物异常是阴道炎的主要症状，但往往容易与正常的阴道分泌物混淆。育龄期女性的正常的阴道分泌物一般为每天 1 ～ 4mL，通常无异味，呈白色或透明、黏稠或稀薄，通常是由宫颈内黏液样分泌物与

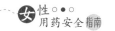

坏死脱落的上皮细胞、正常阴道菌群及阴道漏出液混合构成，分泌高峰常为接近排卵期的月经周期中期或妊娠期或使用雌－孕激素避孕药阶段。

虽然正常的分泌物可能呈淡黄色，有轻微臭味，并伴有轻度刺激性症状，但通常不伴有瘙痒、疼痛、烧灼感或明显刺激性、红斑、局部糜烂等。如果出现了后面这些症状和体征，则需要警惕阴道炎的发生。

## 7.1.2  不同类型阴道炎的症状与治疗

### （1）非特异性细菌性阴道炎

非特异性细菌性阴道炎以阴道分泌物稀薄、呈灰色（绝不会为黄色）、恶臭为特点，通常仅有轻度的瘙痒、疼痛。有至少一半的孕妇和1/3的非妊娠女性可以自行消退。

对有症状的非妊娠女性，往往采用甲硝唑/克林霉素口服或阴道内给药，该法随访4周后的治愈率超过70%。其中，阴道用药途径起效要优先于口服，但需要注意的是，一般不建议孕妈妈使用阴道塞药。

### （2）霉菌性阴道炎

霉菌性阴道炎表现为白带常见菌丝和（或）孢子，且呈豆腐渣样及外阴瘙痒，由白念珠菌感染引起，主要通过性交、洗浴或接触被污染的衣物感染。

治疗需在专业医师指导下予抗霉菌药物，如氟康唑、克霉唑、硝呋太尔等，可根据情况选择单药单剂量或组合使用。除此之外，我们需要改变不良的生活习惯。如果存在感染高危因素（如糖尿病、长期口服避孕药等），建议患者改善并控制血糖，改服含雌激素剂量较低的口服避孕药。另外，也建议性生活对象需同时检查和必要时进行治疗，尤其是有口交偏好者。

### （3）滴虫性阴道炎

滴虫性阴道炎表现为外阴瘙痒、白带增多、白带变为淡黄色泡沫状，严重时白带可混有血液或兼有灼热感、性交痛。若伴有尿道感染时，还会有尿频、尿痛或血尿等症状。滴虫性阴道炎是阴道毛滴虫所引起的，通过性交传播或间接传播（包括洗浴、游泳或接触被污染的衣物、敷料及器械等）。

5-硝基咪唑类药物（甲硝唑、替硝唑或塞克硝唑）是唯一能治愈阴道毛滴虫病的药物。临床医学指南建议初始治疗使用甲硝唑或替硝唑，口服500mg，1日2次，疗程为7日。虽然临床医学指南有推荐顿服2g替硝唑或甲硝唑（即4片500mg片剂）的方案，但有临床试验通过对比单日与多日甲硝唑治疗方案，对感染和未感染HIV的女性进行4周随访，得出7日疗程的治愈率较高的结论。与甲硝唑相比，替硝唑的胃肠道副作用更小，但成本更高。

需要注意的是，确诊患者的伴侣，不论是否有症状，均需治疗。治疗期应禁欲至其与伴侣的疗程均满且症状消失，通常的治疗周期为1周左右。

### （4）萎缩性阴道炎

萎缩性阴道炎表现为外阴瘙痒或有灼热感，严重时亦有尿频、尿路疼痛、阴道分泌物增多且偏黄，或有血性脓样白带，同时伴随臭味等症状。此类阴道炎是绝经后女性的常见病，绝经后的女性往往由于体内分泌雌激素不足从而导致阴部抵抗力降低，病菌由此趁机侵入扩散而引起阴道炎。这类患者应进一步检查以排除肿瘤的可能。

萎缩性阴道炎的一线治疗药物主要是非激素类阴道保湿剂和润滑剂，通常每周使用2～3天。治疗无效时，阴道雌激素是常见的二线治疗药物。

### （5）幼女阴道炎

幼女阴道炎表现为外阴红肿、阴道内流水样分泌物、阴道灼痛或剧痛难忍。这类阴道炎常常发生于习惯不穿裤子或是开裆裤的小孩。由于小孩比较随性，在玩耍时可能直接坐在地上，或将不那么干净的手指直接捅进阴道，或往阴道塞异物，致使外阴、阴道受污染，从而引发阴道炎。

幼女阴道炎的预防往往大于治疗，避免给幼女穿开裆裤，建议穿着宽松易脱的闭裆裤。此外，对幼女开展卫生教育，勿用手或异物触摸阴道，应每晚给幼女清洗外阴，切忌用水直接冲洗阴道内部。如果情况严重，我们建议您咨询专业医生做进一步的治疗和处理。

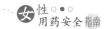

# 7.2 认识盆腔炎

　　临床上有很多女性是因治疗不孕问题从而发现盆腔炎，盆腔的炎症会破坏输卵管黏膜，引起输卵管粘连，使其丧失正常的输卵功能，从而影响受孕。不过这是比较严重的情况，一般轻微的盆腔炎还是可以正常受孕的。但即使轻微，我们也不容忽视，如果急性盆腔炎不得到及时的治疗，往往会出现盆腔炎性疾病后遗症，即慢性盆腔炎，除了影响受孕，还会导致宫外孕或慢性盆腔痛。下面，我们就来仔细了解一下盆腔炎。

## 7.2.1　盆腔炎的种类有哪些？

　　在介绍盆腔炎之前，我们首先来认识一下女性盆腔的具体构造（图7.1）。

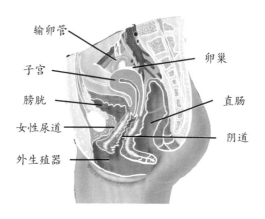

图 7.1　女性盆腔的具体构造

　　女性盆腔是由女性内生殖器官（子宫、输卵管、卵巢），盆腔腹膜和子宫周围的结缔组织组成。盆腔炎是指这些部位因细菌感染而引发的炎症，是女性常见的一种疾病，治愈时间长且炎症顽固，往往由于合并阴道炎而引起阴部瘙痒，一部分患者还可能会伴有性行为疼痛。

盆腔炎大部分是子宫内膜炎、输卵管炎、输卵管及卵巢脓肿、盆腔腹膜炎等，一般以输卵管炎症以及子宫内膜炎更为常见，同时会使子宫周围的组织也受到不同程度的损伤，单纯的子宫内膜炎或卵巢炎反而比较少见。

## 7.2.2　哪些人容易患盆腔炎？

并非所有女性都会患上盆腔炎，盆腔炎多见于性活跃期或有月经的妇女，而发生初潮前、绝经后以及无性生活的女性则较少出现盆腔炎，但也不完全绝对，若是邻近器官的炎症扩散，也可能引发盆腔炎，比如在淋巴结的循环作用下，宫颈炎的病原体可能会因为淋巴结的循环作用蔓延至盆腔内部，从而引发炎症。除此之外，突发性阑尾炎或者腹膜炎如果没有及时得到治疗，也同样会蔓延而引起盆腔炎，我们应该引起重视。

除以上情况，还有以下具体情况会容易得盆腔炎。

（1）分娩与流产后感染

经过生产的女性体质虚弱，其宫颈口闭合往往需要一段时间，期间还会持续不断产生恶露，因胎盘从宫腔剥离而导致的剥离面，生产过程中对产道的损伤，以及宫腔内部残留的胎盘、胎膜等都是引发盆腔炎的因素。而对于流产女性，在阴道内长时间流淌的血液、宫腔内的异物残留，或者非无菌环境下的流产手术等这些情况都极易诱发盆腔炎。

（2）宫腔内进行手术操作后感染

有一些需要深入宫腔内部的手术，如刮宫、向宫腔内放置或者取出节育环，若患者未遵医嘱，术前没有停止性生活，或是医院方面未按规范进行术前消毒工作，不单会对手术效果造成影响，也可能导致宫腔中病菌扩散，进而引发一系列的炎症。此外，患者需要重视术后的外阴卫生，在宫颈口未闭合时，同样会感染盆腔炎。

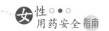
（3）月经期间卫生不良

女性在月经期间使用不干净或不合格的经期用品，抑或是存在阴部清洁不到位等其他不良的经期卫生都会引起盆腔炎。

# 7.2.3　盆腔炎，如何预防？

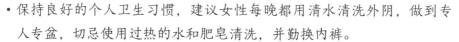

- 保持良好的个人卫生习惯，建议女性每晚都用清水清洗外阴，做到专人专盆，切忌使用过热的水和肥皂清洗，并勤换内裤。
- 在经期或者各类宫腔手术后禁止性生活，禁止参与游泳、桑拿、盆浴等活动。
- 当患有其他妇科疾病时，一定要积极配合治疗，千万不要擅自用药，以免加重病情，扩散炎症。

# 7.3 认识异常子宫出血

正常生理周期的女性每个月都会有那么几天"不自在",而有异常子宫出血（abnormal uterine bleeding，AUB）的女性可能每个月"自在"的日子都没有几天。异常子宫出血是妇科常见的一种疾病，据相关研究统计，异常子宫出血占所有妇科门诊量的1/3。异常子宫出血的方式有很多种，涉及的疾病也十分复杂，成为影响女性健康及生活质量的一类疾病。

## 7.3.1 什么是异常子宫出血？

正常的子宫出血即为月经，若月经周期频率、规律性、出血量和经期长度任一项异常的子宫出血则可称为异常子宫出血（AUB）。2017年，《异常子宫出血诊断与治疗指南》将AUB限定于育龄期非妊娠妇女，排除了妊娠和产褥期相关的出血，也不包含青春发育前和绝经后出血。我国暂定的异常子宫出血（月经）标准见表7.1。

表7.1 我国暂定的异常子宫出血（月经）标准

| 月经的临床评价指标 | AUB 术语 | 范围 |
|---|---|---|
| 周期频率 | 月经频发 | < 21d |
| | 月经稀少 | > 35d |
| 周期规律性（近1年周期间变化） | 规律月经 | < 7d |
| | 不规律月经 | ≥ 7d |
| | 闭经 | ≥ 6个月无月经 |
| 经期长度 | 经期延长 | > 7d |
| | 经期过短 | < 3d |
| 经期出血量 | 月经过多 | > 80mL |
| | 月经过少 | < 5mL |

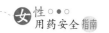

异常子宫出血不单是指月经量增多、月经不规律，也有高达20%的患者表现为潜在的出血障碍。

# 7.3.2　异常子宫出血的分类有哪些?

2011年，国际妇产科联盟（Federation International of Gynecology and Obstetrics，FIGO）将AUB病因根据是否存在子宫结构性改变分为两大类：存在子宫结构性改变（PALM）、无子宫结构性改变（COEIN）。具体如图7.2。

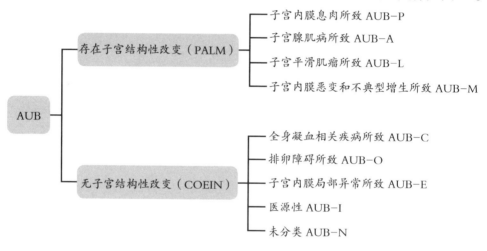

图 7.2　子宫结构性改变分类

不同病因类型的AUB的临床表现与治疗手段不同。

（1）AUB-P

子宫内膜息肉导致的AUB占所有发病原因的21%～39%，中年后、肥胖、高血压、使用他莫昔芬均是子宫内膜息肉发生的高危因素。当子宫内膜息肉超过3cm或有临床指征或是息肉外观异常时，建议切除息肉。口服短效避孕药、左炔诺孕酮宫内缓释系统可降低息肉的复发风险，尤其是对于服用他莫昔芬的女性。

（2）AUB-A

子宫腺肌病典型的主要的临床表现是痛经或慢性盆腔痛，以及月经过多、经期延长，但也有约 30% 的女性无临床症状。虽然子宫切除术是唯一的根治方法，但是应根据患者的年龄、症状、有无生育需求来决定治疗方案。药物治疗包括非甾体消炎药、口服避孕药、高效孕激素、雄激素衍生物以及促性腺激素释放激素激动剂、芳香酶抑制剂、左炔诺孕酮宫内缓释系统等。

（3）AUB-L

子宫平滑肌瘤是常见的肌纤维瘤，其中，黏膜下肌瘤引发AUB的可能性最高。子宫肌瘤的危险因素包括初潮早、高血压、肥胖以及饮食因素。子宫肌瘤最常见的症状是月经过多、盆腔痛以及不孕，出血可能是严重的或长时间的。子宫肌瘤的药物治疗包括促性腺激素释放激素激动剂（GnRH-a）以及孕激素受体调节剂、雷洛昔芬和芳香化酶抑制剂等。GnRH激动剂是子宫肌瘤最有效的药物治疗方法，减少月经量，可使子宫肌瘤的体积缩小 35% ～ 60% 而缓解临床症状。当 GnRH 激动剂停药时，可能出现症状反复的情况。

（4）AUB-M

子宫内膜恶变和不典型增生是AUB不多见但重要的病因，年龄、肥胖、初潮早、绝经晚（＞55 岁）、多囊卵巢综合征、糖尿病、未生育、他莫昔芬治疗以及子宫内膜癌、Lynch 综合征和 Cowden 综合征家族史等因素都可能导致子宫内膜增生。需要注意的是若绝经前后的妇女发生子宫异常出血，首先需排除恶性肿瘤的可能。对于有生育需求的女性，孕激素的治疗是至关重要的，应每 3 ～ 6 个月行1次子宫内膜活检，直至子宫内膜增生好转。如果子宫内膜增生复发，应调节孕激素的剂量或考虑使用左炔诺孕酮宫内缓释系统。

（5）AUB-C

凝血障碍包括再生障碍性贫血、各类型白血病、各种凝血因子异常、各种原因引起的血小板减少等全身性凝血机制异常，也将终身抗凝的女性因

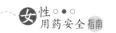

药物引起的医源性出血归为 AUB-C。首选药物治疗，可通过雄激素与孕激素联合治疗，氨甲环酸和口服短效避孕药也可使用。

（6）AUB-O

卵巢功能障碍最常发生在青春期或围绝经期女性，生育期女性也会因为多囊卵巢综合征、肥胖、高催乳素血症、甲状腺疾病等引发卵巢功能障碍。排卵障碍主要由下丘脑-垂体-卵巢轴功能异常引起，常表现为不规律的月经，有时会导致大出血和重度贫血。药物治疗是一线治疗方法，包括孕激素子宫内膜脱落法、大剂量雌激素内膜修复法、口服短效避孕药或高效合成孕激素内膜萎缩法。对药物治疗失败的、不能耐受药物或有明显的解剖结构异常的女性，可行手术治疗。

（7）AUB-E

有正常月经周期的女性出现 AUB 但没有其他明确病因的，可能是因为子宫内膜紊乱。目前，主要根据在有排卵月经基础上排除其他明确异常后诊断的子宫内膜局部异常，对此引起的月经过多，建议先行药物治疗，包括左炔诺孕酮宫内缓释系统、氨甲环酸、口服短效避孕药、孕激素等。

（8）AUB-I

激素治疗或宫内节育器等医疗行为也是引发AUB的因素之一，而由激素治疗导致的不规则子宫出血可称为突破性出血。初次应用左炔诺孕酮宫内缓释系统或皮下埋置剂，或是使用抗惊厥药、利福平及抗生素等，也会导致AUB。因此，就诊时需向医生详述近期用药史或是否产生避孕药漏服现象。

# 7.3.3 异常子宫出血治疗的相关药物有哪些？

（1）高效孕激素

用法：连用6个月。

副作用：主要是突破性出血、乳房胀痛、体质量增加、消化道症状及肝功能异常。

（2）孕三烯酮

用法：2.5mg，2～3次/周，共6个月。

副作用：雄激素样作用，如毛发增多、情绪改变、声音变粗。此外，还可能影响脂蛋白代谢，可能有肝功能损害及体质量增加等。

（3）促性腺激素释放激素激动剂（GnRH-a）

用法：依不同的制剂有皮下注射或肌内注射，每28天1次，共用3～6个月或更长时间。

副作用：主要是低雌激素血症引起的围绝经期症状，如潮热、阴道干燥、性欲下降、失眠及抑郁等。长期应用，则有骨质丢失的可能。但GnRH激动剂有引起骨密度下降、肌痛及关节痛以及更年期症状等副作用，并不适宜长期使用。

（4）左炔诺孕酮宫内缓释系统（levonorgestrel-releasing intrauterine system，LNG-IUS）

LNG-IUS也叫曼月乐环，被放置于宫腔内，可维持5年有效。

Tips

**曼月乐环的放置与取出/更换**

• 放置时间：对于育龄妇女，LNG-IUS必须在月经开始的7天以内被放入宫腔（图7.3）。更换新的LNG-IUS可以在月经周期的任何时间进行。该系统也可以在妊娠早期流产后立即放置。产后放置应推迟至子宫完全复旧，最早不应早于分娩后6周。如果子宫复旧时间严重推后，应考虑等待直至产后12周再放置；如果出现放置困难和/或在放置时或之后出现异常疼痛

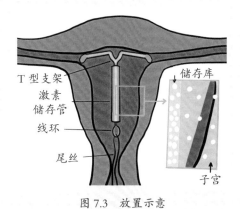

图 7.3　放置示意

或出血，应该立即进行体格检查和超声检查来排除子宫穿孔。

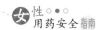

• 只能由具有放置经验和/或已经对于本系统的放置经过了充分培训的医生及卫生专业人员来操作放置。

• 取出时间：应在5年后取出。如果使用者希望继续使用同一方法，可以在取出的同时放入一个新的系统。育龄妇女如果不希望妊娠，只要仍然有月经周期，取出应该在月经期间进行。如果是在月经周期的中期取出该系统，而妇女在取出后1周内有性生活，则她有妊娠的危险，除非在取出后当即放入一个新的系统。

（5）氨甲环酸

用法：每日2～4片，分2～4次口服，可根据年龄增减用量。注意：使用凝血酶的患者禁用，有血栓（脑血栓、心肌梗死、血栓静脉炎）或可能引起血栓的患者慎用。

副作用：主要的不良反应为消化道反应，如食欲缺乏、恶心呕吐等。

（6）非甾体消炎药

用法：根据需要应用，间隔不少于6h。

副作用：主要为胃肠道反应，偶有肝肾功能异常。长期应用要警惕胃溃疡的可能。

# 7.4 认识子宫肌瘤

在30岁以上的女性中，约1/5的人面临过子宫肌瘤的问题，可以说子宫肌瘤是女性生殖系统中最常见的良性肿瘤之一，也困扰了千千万万的女性朋友。子宫肌瘤的生长初期不易察觉，有的小如玉米，有的大如西瓜，数量上也不尽相同，少则一个，多达上百个。那么，得了子宫肌瘤，该怎么办？会不会影响怀孕？

## 7.4.1 子宫肌瘤是什么？

子宫肌瘤是女性最常见的良性子宫肿瘤，是由子宫平滑肌细胞增生所致，常发生于30～50岁的女性。肌瘤常根据肌瘤和子宫肌壁的关系来分类（图7.4），分为肌壁间肌瘤、浆膜下肌瘤和黏膜下肌瘤。

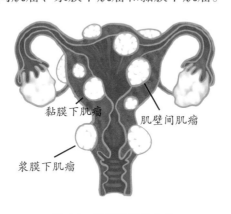

黏膜下肌瘤　　肌壁间肌瘤

浆膜下肌瘤

图 7.4　子宫肌瘤的分类

子宫肌瘤一般没有或很少有症状，但当子宫肌瘤的数量、体积到达一定的程度或是生长位置较差，则往往会有以下几个症状：经量增多及经期延长；白带增多；尿频、尿急、腹胀、便秘；下腹疼痛；下腹包块（可以从腹部触及包块）。

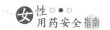

## 7.4.2 子宫肌瘤的相关药物有哪些?

当子宫肌瘤对人体产生压迫症状时,往往通过手术处理,但当子宫肌瘤不是太大且症状较轻时,一般采取药物治疗。

(1)月经量大、贫血为主要症状,用于避孕的药片、贴片、阴道环、注射剂和植入剂均可降低月经期的出血量,宫内节育器也可减少月经量。

- 左炔诺孕酮宫内缓释系统(LNG–IUS)
  使用方法见7.3.3所述。
- 氨甲环酸
  使用方法见7.3.3所述。

(2)因肌瘤体积过大导致的压迫症状或同时产生的月经量增多的子宫肌瘤,其药物治疗的主要目的是减少子宫肌瘤的体积。

**常见的药物有**

- **促性腺激素释放激素激动剂(GnRH-a)**
  用法:依不同的制剂有皮下注射或肌内注射,每28天1次,共用3～6个月或更长时间。
  副作用:主要是低雌激素血症引起的围绝经期症状,如潮热、阴道干燥、性欲下降、失眠及抑郁等。长期应用则有骨质丢失的可能。但GnRH激动剂有引起骨密度下降、肌痛及关节痛以及更年期症状等副作用,并不适宜长期使用。
- **调节孕酮药物,如米非司酮**
  米非司酮是孕激素拮抗剂,空腹或进食后2h后服用,服药后需要禁食2h。

### 米菲司酮

· 米非司酮主要经CYP3A4代谢，若正在使用细胞色素P450（CYP3A4）抑制药（如酮康唑、伊曲康唑、红霉素），CYP3A4诱导药（如利福平、地塞米松、圣约翰草、苯妥英、苯巴比妥、卡马西平）等可能影响米非司酮血药浓度的药品，需提前告知医生。

· 葡萄柚汁也可能抑制米非司酮的代谢，故服用该药时需避免摄入葡萄柚。

· 有心脏、肝、肾疾病及肾上腺皮质功能不全者禁用。

· 带宫内节育器妊娠者、怀疑宫外孕者，以及年龄超过35岁的吸烟妇女禁用。

## 7.4.3 关于子宫肌瘤的常见疑问

（1）豆制品的使用是不是会增加患有子宫肌瘤的风险？

目前广为流传的说法就是得了子宫肌瘤的人不能吃豆制品了，吃多了，子宫肌瘤就会越长越大。理由是豆制品含有与人体雌激素结构相似的大豆异黄酮，其属于植物雌激素，而子宫肌瘤又是激素依赖型疾病，所以吃多了豆制品就会促进子宫肌瘤的生长。

但事实恰恰相反，植物雌激素的确具有一定的弱雌激素作用，可以与受体结合而发挥较弱的雌激素样效应，但是其生物活性很低，大概只有人体雌激素的1%，甚至0.1%的效果，也就是我们常说的一句话——"抛开剂量谈毒性，都是耍流氓"。而且，雌激素有双向调节作用：当体内雌激素不足时，可增加雌激素的水平；而当体内雌激素较高时又能在一定程度上限制了体内雌激素与雌激素受体的正常结合，对体内的雌激素反而有一定的调节作用。因此，摄入豆制品并不会增加子宫肌瘤的风险。

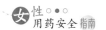

（2）子宫肌瘤需要手术吗？对怀孕有影响吗？

多数的子宫肌瘤不会恶化，甚至90%的子宫肌瘤患者没有症状，往往因常规妇科检查或者盆腔B超时偶然发现。子宫肌瘤在青春期前很少发生，在育龄期高发，但绝经后一般不产生新发肌瘤，甚至自行缩小。因此，发现子宫肌瘤时不用过于担忧，若子宫肌瘤小于5cm且无临床症状，则只需每年做1次相关检查，观察有无临床相关指征或瘤体大小改变即可。

若出现月经量增多、压迫（图7.5）等明显症状，或发现肌瘤快速增大，则应及早治疗。在排除子宫内膜癌的情况下，首先采取药物治疗，一般发生以下情况才会采用手术方案。

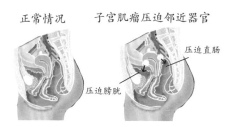

正常情况　　　　　子宫肌瘤压迫邻近器官

压迫直肠

压迫膀胱

图 7.5　子宫肌瘤压迫邻近器官

**采用手术方案的情况有**

- 肌瘤直径超过5cm或子宫部体积比孕期12周的子宫还大。
- 肌瘤长在黏膜下，引起月经过多甚至严重贫血时。
- 肌瘤处于特殊位置，会引起一些压迫症状（如排尿或排便困难、牵扯痛、尿频、尿急等）。
- 肌瘤的体积短时间内变大。
- 药物治疗无效时。

手术方式一般分为肌瘤切除术和子宫切除术。无生育需求或者疑似恶变的，才会考虑子宫切除，多数采用的药物治疗是通过降低体内雌激素、孕激素水平，迷惑肌瘤以为身体已经进入绝经期，从而抑制肌瘤生长，但药物治疗结束后，激素随后恢复，子宫肌瘤也可能卷土重来。

　　孕期的激素水平可能会加速肌瘤生长，所以备孕时如果检查发现肌瘤超过4cm，一般建议先手术后备孕。同时，对于不同位置的肌瘤，术后需要避孕的时间不一样。如果是浆膜下肌瘤，术后3个月就可以怀孕了；如果是肌壁间肌瘤或者是黏膜下肌瘤，手术以后需要避孕1年。

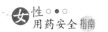

# 7.5 认识多囊卵巢综合征

妇科门诊中经常会碰到一些年轻女性拿着化验单和超声报告来就诊，她们大多是因为出现不孕、月经不调等情况，经过医院检查被诊断为多囊卵巢综合征。多囊卵巢综合征是妇科常见的一种疾病，在我国的发病率高达5% ~ 10%，且随着生活水平的提升，其发病率有明显增长的趋势。

## 7.5.1 多囊卵巢综合征是什么？

多囊卵巢综合征（polycystic ovarian syndrome，PCOS）是育龄妇女较常见的内分泌代谢性疾病，是一种多病因、表现极不均一的临床综合征。目前没有明确的病因，一般认为与下丘脑–垂体–卵巢轴功能失常、肾上腺功能紊乱、遗传、代谢等因素有关。

**产生的症状有**

- 痤疮：雄激素过多，油脂分泌旺盛，会出现油脂性皮肤及痤疮。
- 多毛：高雄激素刺激不同程度的毛发，阴毛浓密，甚至延伸到肛周、腹股沟或腹中线。
- 不孕：因排卵出现障碍，可能导致不孕的情况。
- 肥胖：大部分患者的体型肥胖（体重指数不低于25），其中大多是腹部肥胖型（腰臀比不低于0.8）。

## 7.5.2 多囊卵巢综合征有哪些表现？

多囊卵巢综合征的临床症状集合了一组多样的、多系统的慢性内分泌紊乱。

> **表现有**
>
> - 月经不规律（如初潮2年后仍未建立规律月经、月经周期≥35天、量少或停经时间超过3个周期或≥6个月）。
> - 排卵异常（每年≥3个月不排卵的稀发排卵或无排卵）。
> - 肥胖、高脂血症。
> - 高雄激血症体征（如多毛、痤疮、雄激素源性脱发、男性化体征等）。
> - 囊状卵泡。
> - 胰岛素抵抗相关代谢异常（如肥胖、黑棘皮病、2型糖尿病、脂代谢异常高血压等）。
> - 不孕等。

多囊卵巢综合征是2型糖尿病、心脑血管疾病和子宫内膜癌的高危因素，不过多数患者往往只表现其中几个症状。

## 7.5.3 多囊卵巢治疗的相关药物有哪些？

（1）针对高雄激素与月经紊乱的药物治疗

复方口服避孕药主要由雌激素和高效孕激素组成，通过抑制促卵泡激素和促黄体生成素来抑制卵泡的发育，从根源上减少雄激素的产生。复方口服避孕药可提高性激素结合球蛋白的水平，从而降低游离睾酮水平以及减弱雄激素的外周作用，是PCOS高雄激素的一线药物。

对雌激素或是孕激素禁忌或无法耐受的PCOS患者，还可考虑使用抗雄激素药物（如螺内酯、非那雄胺等），但这些药物往往在妊娠期禁用，故备孕的PCOS患者需谨慎使用。另外，高雄激素样不明显，其主要表现为月经紊乱的PCOS患者，还可以使用地屈孕酮或黄体酮等孕激素进行周期治疗。

（2）针对代谢异常的药物治疗

PCOS代谢异常存在血糖升高、高血压、脂肪代谢异常、腹型肥胖、脂肪肝及胰岛素抵抗等问题，在治本的同时也需要关注"治标"，对全身性疾病都需进行治疗。

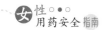

- **二甲双胍治疗**

合并有代谢性疾病的PCOS患者，首先要控制体重。同时，采取生活方式干预和药物治疗，不仅可以改善患者的代谢问题，对于生殖功能的改善也有益处。在PCOS的代谢管理中，二甲双胍是较为常用的药物。二甲双胍可以降低血糖，改善胰岛素抵抗，对于高雄激素的治疗也有作用，并且可以使患者达到促排卵的目的。

- **奥利司他治疗**

临床上有50%～80%的PCOS患者合并超重或肥胖，除生活方式干预外，可考虑辅以药物治疗。尤其是当生活方式干预不能有效控制体重，或体重降幅＜5%，或者有迫切生育需求的患者，建议联用或改用奥利司他。2016年，美国临床内分泌医师学会与美国内分泌学会推荐超重或肥胖PCOS患者应考虑单用或联合使用奥利司他，可有效减轻体重，改善患者的各项临床表现。2018年《多囊卵巢综合征中国诊疗指南》以及2019年由陈子江、乔杰和黄荷凤三位院士主编的《多囊卵巢综合征指南解读》，皆推荐基础治疗控制不好的肥胖患者可以选择奥利司他口服治疗来减少脂肪吸收和促进体内脂肪分解，可获得其他临床表现的显著性改善。

- **维生素D治疗**

研究发现，维生素D水平与性激素结合球蛋白（SHBG）相关。SHBG可作为诊断PCOS代谢或内分泌异常的参数。对于缺乏维生素D的患者，补充维生素D可以提高胰岛素敏感性和胰岛素产量。同时，补充维生素D可降低总睾酮和雄激素水平，有望成为治疗PCOS的辅助药物。

- **他汀类药物治疗**

对PCOS女性血脂异常的治疗方案与其他血脂异常患者相同。一线方案是运动和减轻体重，其次是视情况给予药物治疗。他汀类药物能有效治疗PCOS女性的血脂异常。

（3）排卵诱导的药物治疗

对于有生育需求但稀发排卵的PCOS患者，可以在专业医生的指导下接受排卵诱导治疗。

首选是口服药物促排，如来曲唑。来曲唑的起始剂量为2.5mg/d，在自发月经或孕激素诱导出血的月经周期第3～7日给予。如果这个周期有排卵但未受孕，则应在下个周期使用相同的剂量。如果无排卵，剂量应增加至5mg/d，在月经周期的第3～7日使用，最大剂量为7.5mg/d。若使用较低的剂量但没有排卵的话，以2.5mg/d、5.0mg/d和7.5mg/d序贯递增剂量。促排卵期间需遵医嘱定期前往医院进行超声监测卵泡。

其次，也可以选择注射药物促排，如尿促性素，主要针对口服药物效果不好的，可以在口服药物的基础上联合用，或者单独应用。

需要注意的是，药物促排可能会导致卵泡过多，有双胎、三胎的风险。也有些比较敏感的女性，打针后会出现卵巢刺激过大，其双侧卵巢都有很多的卵泡长大，产生下腹部胀痛等感觉。

# 7.5.4 关于多囊卵巢的常见疑问

（1）B超检查结果是多囊卵巢，是否就是确诊了多囊卵巢综合征？

正常状态下，1个月经周期内会出现5、6个发育中的卵泡（即没有发育成熟的卵细胞），最终会有1个或2个优势卵泡被排出。而多囊卵巢在1个月经周期内发育了至少12个卵泡，但都没有成熟或排出（图7.6）。

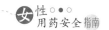

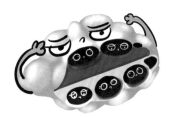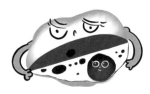

多囊卵巢　　　　　　　　　　正常卵巢
有多个未成熟卵泡　　　　　　有1个优势卵泡

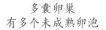

图 7.6　多囊卵巢与正常卵巢

多囊卵巢的产生与生活压力过大或者长期熬夜失眠、内分泌失调等情况有关，改变并非不可逆，通常会随着生活规律、将体重控制在理想范围内（体重指数在25以下）、心态放松而恢复正常。多囊卵巢并非多囊卵巢综合征患者所特有的，大约有20% ~ 30%的正常育龄期妇女也可能存在，产生的原因一般为口服避孕药或闭经等。另外，多囊卵巢综合征的诊断标准中多囊卵巢并非必要条件，我国于2011年制定了育龄期多囊卵巢综合征的诊断标准，排除其他可能引起高雄激素和排卵异常的疾病后，在月经稀发、闭经或不规则子宫出血的条件下，出现高雄激素的临床表现或者超声显示卵巢多囊样改变，则可判定为多囊卵巢。

需要注意的是，青春期多囊卵巢综合征的诊断区别于育龄期妇女，必须同时符合以下三个条件：①初潮后的月经稀发要持续至少2年，或闭经；②高雄激素临床表现或高雄激素血症；③排除其他疾病的多囊卵巢的B超表现。

**（2）得了多囊卵巢综合征，要如何备孕?**

多囊卵巢综合征患者首先要改变的是生活方式。多囊卵巢综合征患者中30% ~ 60%有肥胖的情况，不论患者有无生育要求，均建议患者通过控制饮食和加强锻炼以减轻体重。对于非肥胖的患者也需要通过运动来改善内分泌的紊乱情况。其次，遵循医生开具的个体化用药方案，方案包括调整月经周期、治疗高雄激素血症、改善代谢异常、促进排卵等。

若是执行上述方案之后仍未受孕，还可考虑体外受精－胚胎移植、宫腔内人工授精以及未成熟的卵细胞的体外培养等辅助生育方法。

值得留意的是，多囊卵巢综合征也是一种慢性病，需要长期随访治疗，特别是在满足生育要求后，仍要积极随访，监测体重、血糖、血脂、血压及胰岛素抵抗程度等代谢指标，预防并尽早发现并发症。

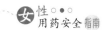

# 7.6 认识性病：梅毒、尖锐湿疣

提起"性病"，很多人可能下意识回避这个问题，要么事不关己，要么羞于言表。然而，性传播疾病是目前威胁各国公民健康的严重问题之一，尤其是"性解放"观点的流行，使性病的发病率急剧上升。其实，大多数性病是可防可治可控的，我们对于性病的恐惧也是来自对疾病的无知或一知半解，正确认识性病是很重要的。这一章，带大家了解一下最常见的两个性病：梅毒、尖锐湿疣。

## 7.6.1 梅 毒

（1）什么是梅毒？

梅毒是由一种梅毒螺旋体感染引起的慢性传染病，几乎可侵犯全身各器官，造成多器官损伤，甚至危及生命。梅毒的主要传播途径是性接触传播，阴道性交、肛交、口交等性行为都可能传染梅毒，尤其是未戴套的性行为；接触梅毒患者的血液，如共用注射器吸毒，使用未经消毒的器具文身、穿耳孔、牙科治疗等都有可能传染梅毒；此外，感染梅毒的孕妈妈也可能通过胎盘或分娩时将梅毒传染给胎儿或新生儿。

（2）梅毒的分期

临床上将梅毒分为一期梅毒、二期梅毒、三期梅毒。

梅毒的潜伏期通常为21天（9～90天都有可能，主要与梅毒螺旋体的数量有关）。一期、二期梅毒可重叠出现。一期梅毒的典型表现是硬下疳（外生殖器上出现指甲盖大小的不痛不痒的溃疡，触之有软骨样硬度），一般是在感染梅毒1个月后。如若放任不管，硬下疳一般经3～4周自行愈合；若接受治疗，硬下疳则一般在1～2周后消失。

二期梅毒一般在硬下疳愈合之后3～4周左右，表现为全身症状，症状常为全身皮肤、黏膜出现反复性皮疹，且约25%男性和50%女性在皮疹出现之前表现发热、头痛、骨关节酸痛、肝脾肿大、淋巴结肿大等全身症状。

三期梅毒常在一期、二期梅毒发生后2年以上出现，如不及时治疗，8～10年后就可能引起心血管梅毒、神经梅毒等，危及生命，但因梅毒的药物治疗较为有效，三期梅毒的病例现较少发生。

（3）梅毒的治疗方式

一旦感染梅毒，特异性抗体将终身阳性。95%以上的梅毒来源于性接触传播，因此，发生高危性行为后应进行及时就诊阻断病毒，时间越早，成功率越高。

阻断剂包括多西环素和苄星青霉素。多西环素片，1g，单剂口服，必须在24h内口服；或0.1g，每日2次，连用14天。苄星青霉素，240万U，需皮试后肌内注射，必须在72h内完成，1周后肌内注射第2次；并于1个月后至医院进行梅毒的特异性检测和非特异性检测。

自1943年开始使用长效青霉素治疗后，梅毒的治疗得到了很大的提升。常用长效青霉素比如苄星青霉素，一般每周注射1次，2～3次为一个疗程。一份苄星青霉只需几块钱，往往不用50块即可治愈梅毒，是真正意义上的"物美价廉"。在1个疗程治疗后，梅毒的治愈率可达到80%～90%，但治愈后应观察2年内是否复发，复发后及时就诊。

（4）女性感染梅毒后，可以备孕吗？

若女性感染梅毒，应在治愈后再考虑妊娠，妊娠期的梅毒如未经治疗，可导致早产、流产、死胎、宫内窘迫、胎儿低体重、胎儿先天梅毒、新生儿窒息或围产儿死亡等后果，也有很大可能导致新生儿感染梅毒。新生儿的梅毒如果不及时得到治疗，仅2年后就可能发展为三期梅毒。为了保障母亲和胎儿的健康，孕妈妈应在首次产前检查时做梅毒筛查检测，如果证实患了梅毒，那么应立即进行治疗，一般在妊娠3个月内和7个月内进行2个疗程的治疗，还是有可能生育健康婴儿的；高危孕妈妈分别在妊娠28～32周和分娩时需重复筛查，产后还要对新生儿随访2年，直至梅毒检测阴性为止。

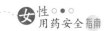

## 7.6.2　尖锐湿疣

（1）什么是尖锐湿疣？

尖锐湿疣（condylomataacuminata，CA）是由人乳头瘤病毒（HPV）感染引起的以疣状病变为主的传染性疾病，主要侵犯生殖器、会阴和肛门部位，主要的传播途径是性接触，少部分也可通过非性接触传播（如与尖锐湿疣患者的患处物品接触、患病妇女分娩时的母婴接触等）。

尖锐湿疣多发生于外阴、阴道、尿道口、子宫颈及肛周，潜伏期为3周至8个月，平均3个月；多数患者无任何自觉表现，仅少数有异物感、瘙痒或灼痛感，以及因皮损脆性增加摩擦发生的溃烂、性交痛及接触性出血，女性患者还有阴道、宫颈受损后可有白带增多等症状，临床常见的皮损为淡红色、柔软、菜花样、鸡冠样或乳头样的肉质赘生物（图7.7）。

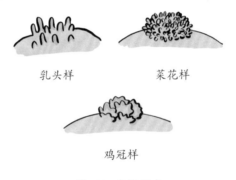

乳头样　　　菜花样

鸡冠样

图 7.7　尖锐湿疣

（2）尖锐湿疣的治疗方式

治疗尖锐湿疣的主要目标是尽可能去除疣体，防止复发，一般需要长时间、多次治疗。

物理治疗包括$CO_2$激光、冷冻、高频电治疗、光动力治疗、微波等，巨大疣体可经手术切除。外用药物治疗包括5%咪喹莫特乳膏、0.5%鬼臼毒素酊、三氯乙酸溶液等。抗病毒和提高免疫功能药物可选用干扰素、转移因子、阿昔洛韦或胸腺素等。

妊娠期患尖锐湿疣者，一般认为产后可自然消退，但若病程发展迅速，可于妊娠3～6个月间用50%三氯醋酸、二氯醋酸、冷冻、电烙或激光进行治疗，否则应于产后6周开始治疗，因药物的毒性，忌用5%咪喹莫特乳膏、0.5%鬼臼毒素酊治疗妊娠期尖锐湿疣，巨大或堵塞产道者应行剖宫产术。

治疗至疣体消失，且6～9个月后复诊未复发，可判定治愈，但此后仍需定期检测HPV，检查是否再次感染。在治疗期间，性伴侣应同时检查，必要时同时治疗，否则容易双方互相传染。同时，应该做到内裤及浴巾勤换洗消毒，忌酒，尽量不熬夜，保持作息时间规律。此外，治疗后半年内同房必须戴安全套，半年后没有复发且认为治愈后才可进行无套性接触。

# 7.6.3　性病，如何预防？

性病的预防是至关重要的，通过下列方式可以有效降低性病的发病率。

- 洁身自爱，避免发生多性伴侣及不安全性行为；在性生活中使用避孕套，做好安全措施。
- 生病时要到正规的诊所、医院求治，注意输血安全，不到医疗器械消毒不可靠的医疗单位特别是个体诊所打针、拔牙、针灸、手术。
- 不与他人共享剃须刀、牙刷等，不用未消毒的器具穿耳孔、文身、美容。
- 不吸毒，不与他人共用注射器、针头。
- 平时注意个人卫生，预防感染。
- 接种HPV疫苗。

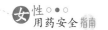

# 7.7　乙肝妈妈如何孕育健康婴儿?

我国是"乙肝大国"。在1992年国家推行乙肝疫苗接种前,人群乙肝病毒携带率达到10%以上,得益于乙肝疫苗的免疫接种,到2006年,我国乙肝病毒的人群携带率已经降低到7.18%左右。目前,我国仍有大约7000万乙肝病毒携带者。在这样庞大的慢性乙肝感染人群中,有一个特殊的群体——乙肝妈妈。由于乙肝可以通过母婴传播的方式传染给婴儿,乙肝妈妈又该如何孕育一个健康的婴儿呢?

## 7.7.1　什么是乙肝?

乙肝,即乙型病毒性肝炎,是一种由乙型肝炎病毒(Hepatitis B virus, HBV)引起的传染性疾病,常见的临床症状为乏力、食欲减退、恶心、呕吐、厌油、肝大及肝功能异常;部分病例有发热和黄疸;少数转为慢性或发展为肝硬化,甚至肝癌;另一些感染者则成为无症状的病毒携带者。

我国是慢性乙肝感染高发区。目前,我国大约有7000万乙肝病毒携带者,其中约3000万例为慢性乙肝。乙肝主要通过血液传播、母婴传播、性传播等胃肠外途径传播,其中约30% ~ 50%的传染来源是母婴传播,主要是孕期母胎的垂直传播和婴幼儿时期的母婴水平传播。但是无论是乙肝妈妈还是乙肝爸爸,只要选择合适的怀孕时间,在孕期和分娩时采取合适的母婴阻断措施,是完全可以孕育一个健康的婴儿。

## 7.7.2　备孕时,乙肝妈妈要注意什么?

感染HBV的患者的最佳受孕时机为:肝功能正常、血清HBV-DNA处于低水平、肝脏超声没有发现特殊改变。因此,在备孕前需进行上述检查,以明确乙肝是否处于活动期，由医生评估当前疾病的严重程度，判断是否需要进行抗病毒治疗。

当某些检查指标表现出异常的时候，例如，谷丙转氨酶>5倍标准上限的患者，或超声呈现肝硬化的患者，首先应立即进行抗病毒的治疗，等病情稳定后再行妊娠。抗病毒治疗药物主要有干扰素和核苷（酸）类似物两大类。其中，干扰素有明显的致畸副作用，需停药半年后再考虑妊娠，用药期间需注意避孕。核苷（酸）类似物主要包括恩替卡韦、替诺福韦、拉米夫定、阿德福韦酯等，口服核苷类似物是不能随意停药的，未达疗程的停药会让病毒DNA明显反跳复制。故开始服用后常常需要持续好多年，甚至终身，但口服核替比夫定、替诺福韦抗病毒在妊娠期也不需停药！

# 7.7.3 孕中，乙肝妈妈要注意什么？

妊娠期合并乙肝病毒感染有可能加重肝炎病情，增加孕妈妈的死亡率，因此，孕期需要定期检查肝功能，注意变化。对于轻型肝炎采用护肝、对症、支持疗法，能减轻免疫损伤、改善肝脏循环、恢复肝功能。必要时补充白蛋白或血浆，病情稳定时可继续妊娠。孕期要定期检测凝血功能。如果病情严重、胆汁明显淤积，可考虑剖宫产来提早结束妊娠。对于重型肝炎，除了上述处理，还应强调抗感染、预防并发症。

在保障孕妈妈自身健康安全的前提下，还需避免胎儿宫内感染。在妊娠 $12 \sim 24$ 周进行病毒载量检测，若孕妈妈的 HBV DNA $\geq 2 \times 10^5$ IU/mL，经孕妈妈充分知情同意后，推荐在妊娠中晚期（$24 \sim 28$ 周）使用富马酸替诺福韦二吡呋酯或替比夫定抗病毒治疗，结合新生儿联合免疫，最大程度地阻断妊娠期的母婴传播；若孕妇的 HBV DNA $\leq 2 \times 10^5$ IU/mL，则孕妇可不进行抗病毒治疗，在新生儿出生后给予联合免疫即可。

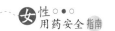

### 7.7.4　产后，乙肝妈妈要注意什么？

不推荐以预防 HBV 母婴传播为由选择剖宫产，选择分娩方式与普通孕妈妈无异。

2005 年 6 月 1 日起，新生儿接种乙肝疫苗进入免费时代，普通新生儿出生 24h 内也会接种乙肝疫苗。携带乙肝病毒的妈妈分娩后，新生儿出生 12h 内除在不同部位肌内注射第一针来接种乙肝疫苗外，还会使用乙肝免疫球蛋白来阻断母婴传播，并按时在 1、6 月龄接种第二针和第三针乙肝疫苗。

母乳中是存在乙肝病毒的，但病毒没有消化道感染路径，且母乳中的病毒浓度远远低于血液中的病毒浓度，故无论乙肝妈妈是大三阳还是小三阳，或者新生儿的口腔有无损伤，均可进行母乳喂养。

产后的停药时机依据妊娠期抗病毒治疗的目的而决定：以治疗乙肝为目的的孕妈妈，产后不能停药，应长期进行抗病毒治疗。对于以阻断母婴传播为目的的孕妈妈，分娩后检测 HBV DNA 水平低于检测下限，HBsAg 和 HBeAg 定量水平下降明显，提示抗病毒治疗的效果良好，可继续抗病毒治疗；若 HBV DNA 水平无显著下降，产后考虑停药。

# 参考文献

1. [美] 托马斯·W.黑尔，[美] 希拉里·E.罗.药物与母乳喂养.17版.辛华雯，杨勇，译.北京：世界图书出版公司，2019.

2. 艾春红.异常子宫出血的诊断及治疗研究进展.现代诊断与治疗，2022，33（12）：1760–1762.

3. 产后抑郁防治指南撰写专家组.产后抑郁障碍防治指南的专家共识（基于产科和社区医生）.中国妇产科临床杂志，2014，15（6）：572–576.

4. 陈力，赵文艳，张伶俐，等.药物进入乳汁的机制及哺乳期妇女用药安全.中国妇幼临床医学杂志（电子版），2012，8（5）：654–657.

5. 陈然然，张崴，宋殿荣.绝经期泌尿生殖综合征治疗研究进展.中国实用妇科与产科杂志，2018，34（4）：729–739.

6. 陈叔平.尖锐湿疣复发原因及治疗进展.实用妇产科杂志，1997（6）：18–19.

7. 陈芽宇.健康教育干预在阴道炎护理中的应用效果及对睡眠质量的影响.世界睡眠医学杂志，2022，9（12）：2345–2347.

8. 崔琳琳，陈子江.多囊卵巢综合征诊断标准和诊疗指南介绍.国际生殖健康/计划生育杂志，2011，30（5）：405–408.

9. 低分子量肝素防治自然流产中国专家共识编写组.低分子量肝素防治自然流产中国专家共识.中华生殖与避孕杂志，2015，9（38）：701–708.

10. 董亚光，朱琳，陈浩旸.多囊卵巢综合征产科并发症及其机制的研究进展.实用临床医药杂志，2022，26（9）：112–116.

11. 范蒙洁，王晓晔.孕激素治疗异常子宫出血的研究进展.中国计划生育和妇产科，2022，14（7）：31–32，63.

12. 丰有吉.妇产科学（第3版）.北京：人民卫生出版社，2015.

13. 高敬棉.性激素替代疗法应用于更年期妇女保健中的疗效.实用妇科内分泌电子杂志，2019，6（26）：43，63.

14. 葛秦生.使用女性生殖内分泌学.北京：人民卫生出版社，2011.

15. 龚向东，叶顺章，张君炎，等.1991—2001年我国性病流行病学分析.中华皮肤

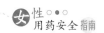
科杂志，2002（3）：8–12.

16. 韩国柱，蒋明军，张心保.神经梅毒的诊断和治疗.中华皮肤科杂志，2000（3）：61–63.

17. 胡桂英，谭文华，马金赏，等.妊娠后期接种乙肝疫苗免疫效果的观察.实用妇产科杂志，1995（6）：310–311.

18. 胡小林，张桂菊.宫腔镜与经阴道超声检查在诊断异常子宫出血中的临床应用.现代医学与健康研究电子杂志，2023，7（6）：104–106.

19. 黄薇，顾向应，吴尚纯，等.早期妊娠终止后停经诊疗流程的专家共识.中国计划生育学杂志，2020，28（5）：6–9.

20. 黄亚新，姚立群.曼月乐环对围绝经期异常子宫出血患者子宫内膜厚度及性激素水平的影响.医药论坛杂志，2022，43（24）：90–92，96.

21. 尖锐湿疣临床诊疗与防治指南（一）.中国艾滋病性病，2015，21（2）：172–174.

22. 江南雪.七成更年期妇女"挂错号".家庭护士，2004（4）：4.

23. 绝经期泌尿生殖系综合征（外阴阴道萎缩）的治疗.[2023-04-18]. https://www.uptodate.com/contents/zh-Hans/genitourinary-syndrome-of-menopause-vulvovaginal-atrophy-treatment.

24. 柯吴坚，杨斌.2015美国疾病控制中心性传播疾病（梅毒）治疗指南.皮肤性病诊疗学杂志，2015（4）：343–344.

25. 孔令伶俐，许良智.青春期排卵障碍性异常子宫出血的诊疗策略.实用妇产科杂志，2022，38（10）：731–733.

26. 李凤仙.更年期妇女健康状况及影响因素分析.现代养生，2016（8）：280.

27. 李萍.子宫肌瘤药物治疗的研究进展.中国城乡企业卫生，2022，37（5）：16–18.

28. 林俊珍，邹娟.围绝经期妇女泌尿生殖系统症状激素替代治疗的临床分析.实用妇科内分泌电子杂志，2022，9（18）：71–73.

29. 刘林林.新型抗抑郁药物在母乳喂养中的应用.天津药学，2014，27（1）：66–69.

30. 柳元景.出现4种症状，小心是盆腔炎.人人健康，2022，（14）：45.

31. 卢燕梅.妇科阴道炎科学的临床诊断及治疗效果观察.实用妇科内分泌电子杂志，2021，8（35）：23–24.

32. 乔杰，李蓉，李莉，等.多囊卵巢综合征流行病学研究.中国实用妇科与产科杂志，2013，29（11）：849–852.

33. 乔杰，齐新宇，徐雅兰，等. 关注影响女性健康的重要生殖内分泌疾病多囊卵巢综合征. 中国实用妇科与产科杂志，2020，36（1）：1–9.

34. 冉青青，葛正好，夏嘉蔚，等. 上海市女性居民宫颈癌认知和筛查参与现状及其影响因素. 医学与社会，2023，36（4）：14–19.

35. 阮少川，石铸，刘卫彬，等. 神经梅毒的临床特征与诊断分析. 临床神经病学杂志，2003（2）：97–99.

36. 沈文娟，潘瑜佳，金宝，等. 生活方式干预改善多囊卵巢综合征的研究概况. 医学综述，2022，28（7）：1383–1388.

37. 石理兰，张琳，赵桂珍. 妊娠合并乙肝病毒感染的流行病学研究进展. 中国实用妇科与产科杂志，2004（2）：58–60.

38. 石一复. 卵巢疾病. 北京：人民军医出版社，2014.

39. 宋颖，李蓉. 多囊卵巢综合征中国诊疗指南解读. 实用妇产科杂志，2018，34（10）：737–741.

40. 王丽丽，许彬，崔艳莉，等. 更年期妇女代谢综合征的影响因素分析. 中国生育健康杂志，2021，32（1）：61–63.

41. 王千秋，刘全忠，徐金华，等. 梅毒、淋病和生殖道沙眼衣原体感染诊疗指南（2020年）. 中华皮肤科杂志，2020，53（3）：168–179.

42. 王晓平，刘群芳，刘娟. 妊娠合并乙肝的临床分析. 陕西中医学院学报，2004（1）：49–50.

43. 王燕娟，刘亮. 孕期阴道炎怎么办. 家庭医药快乐养生，2022（7）：71.

44. 卫生部传染病标准专业委员会. 梅毒诊断标准WS 273–2007. 南京：中国医学科学院皮肤病研究所，2007：16.

45. 吴志华，樊翌明. 神经梅毒的研究进展与现状. 中华皮肤科杂志，2004（5）：67–69.

46. 肖湉，段小花. 药物治疗子宫肌瘤的研究概况. 中国民族民间医药，2022，31（15）：50–55.

47. 小年，徐金华. 尖锐湿疣治疗专家共识（2017）. 临床皮肤科杂志，2018，47（2）：125–127.

48. 谢幸. 妇产科学. 9版. 北京：人民卫生出版社，2019.

49. 薛凤霞，刘宏图，刘朝晖. 女性下生殖道人乳头瘤病毒感染诊治专家共识. 中国实用妇科与产科杂志，2015，31（10）：894–897.

50. 严丽燕.子宫肌瘤的研究进展.第4次贵州省中西医结合妇产科学术年会，第4次贵州省中医药学会妇科专业学术年会，2019.

51. 颜俊青.妊娠合并乙肝病毒感染的临床分析.现代预防医学，2012，39（16）：4134–4136.

52. 杨慧霞，胡娅莉，刘兴会，等.乙型肝炎病毒母婴传播预防临床指南（2020）.临床肝胆病杂志，2020（7）：1474–1481.

53. 依娜瓦提·吐尔逊.绝经期泌尿生殖综合征危险因素及求医意向分析的观察性研究.乌鲁木齐：新疆医科大学，2022.

54. 殷俊.激素巧替代 安度更年期——访张紫芳教授.祝您健康，2004（4）：4–5.

55. 于荟蕾.更年期妇女激素替代治疗的效果.中国现代药物应用，2016，10（4）：162–163.

56. 俞瑾.多囊卵巢综合征的中西医治疗.中国实用妇科与产科杂志，2002（11）：13–15.

57. 岳秋.综合护理干预对慢性盆腔炎患者生活质量改善的影响研究.基层医学论坛，2022，26（21）：56–58.

58. 张彩萍.阴道炎的认识误区.家庭医药快乐养生，2022（8）：92.

59. 张慧英，薛凤霞.子宫肌瘤的分型及临床决策.中国实用妇科与产科杂志，2019，35（8）：857–860.

60. 张鑫，王金亮.乙肝病毒感染对妊娠及母婴的影响.分子影像学杂志，2015，38（1）：16–20.

61. 张英，姚茜，于小雯，等.$CO_2$点阵激光治疗绝经期泌尿生殖综合征的临床疗效观察.中国医疗美容，2022，12（4）：16–19.

62. 郑金美.老年女性别以为讲卫生就会和阴道炎无缘.家庭医学（下半月），2022（6）：32.

63. 智明春.关注女性绝经期泌尿生殖综合征.保健医苑，2021（4）：24–25.

64. 中国妇幼保健协会乳腺保健专业委员会乳腺炎防治与促进母乳喂养学组.中国哺乳期乳腺炎诊治指南.中华乳腺病杂志（电子版），2020，14（1）：10–14.

65. 中国医学会皮肤性病学分会，中国医师协会皮肤科医师分会，中欧康复医学会皮肤性病委员会.中国尖锐湿疣临床诊疗指南（2021完整版）.中国皮肤性病学杂志，

2021，35（4）：359–374.

66. 中国营养学会膳食指南修订专家委员会妇幼人群膳食指南修订专家工作组.哺乳期妇女膳食指南.中华围产医学杂志，2016，19（10）：721–726.

67. 中华医学会妇产科学分会.多囊卵巢综合征中国诊疗指南.中华妇产科杂志，2018，53（1）：2–6.

68. 中华医学会妇产科学分会妇科内分泌学组.异常子宫出血诊断与治疗指南.中华妇产科杂志，2014，49（11）：801–806.

69. 中华医学会妇产科学分会感染性疾病协作组.盆腔炎症性疾病诊治规范（2019修订版）.中华妇产科杂志，2019，54（7）：433–436.

70. 中华医学会妇产科学分会感染性疾病协作组.需氧菌性阴道炎诊治专家共识（2021版）.中华妇产科杂志，2021，56（1）：11–14.

71. 中华医学会妇产科学分会感染性疾病协作组.阴道毛滴虫病诊治指南（2021修订版）.中华妇产科杂志，2021，56（1）：7–10.

72. 中华医学会妇产科学分会绝经学组.中国绝经管理与绝经激素治疗指南（2018）.协和医学杂志，2018，9（6）：19–32.

73. 中华医学会计划生育学分会.米非司酮配伍米索前列醇终止8～16周妊娠的应用指南.中华妇产科杂志，2015，5（2）：321–322.

74. 中华医学会皮肤性病学分会，中国医师协会皮肤科医师分会，中国康复医学会皮肤性病委员会.中国尖锐湿疣临床诊疗指南（2021完整版）.中国皮肤性病学杂志，2021，35（4）：359–374.

75. 中华医学会围产医学分会.妊娠期铁缺乏和缺铁性贫血诊治指南.中华围产医学杂志，2014，7（17）：451–454.

76. 中华预防医学会妇女保健协会青春期学组.女性性早熟的诊治共识.中国妇幼健康研究，2018，29（2）：135–138.

77. 周芸芸.关于异常子宫出血临床治疗的思考.实用妇科内分泌电子杂志，2019，6（33）：62.

78. 朱毅，王悦.宫颈癌筛查技术的新进展.中国妇产科临床杂志，2023，24（1）：105–107.

79. 子宫肌瘤的诊治中国专家共识专家组.子宫肌瘤的诊治中国专家共识.中华妇产科杂志，2017，52（12）：793–800.

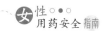

80. Centers for disease control and prevention.[2023-04-18].https://www.cdc.gov/breastfeeding.

81. GARDEN A S. Vulvovaginitis and other common childhood gynaecological conditions. Arch Dis Child Educ Pract Ed, 2011, 96: 73.

82. GERALD G, BRIGGS R, CRAIG V T. Drugs in pregnancy and lactation: a reference guide to fetal and neonatal risk. Eleventh, 2017.

83. JOISHY M, ASHTEKAR C S, JAIN A,et al. Do we need to treat vulvovaginitis in prepubertal girls? BMJ, 2005, 330: 186.

84. JONATHAN R，MICHELLE C，CERI E，et al. 2018 United Kingdom National Guideline for the Management of Pelvic Inflammatory Disease. British Association for Sexual Health and HIV, 2018.

85. MEEK J, TIPPINS S. American Academy of Pediatrics New Mother's Guide to Breastfeeding.Bantam Books, 2011: 150.

86. ROSS J.2017 European guideline for the management of pelvic inflammatory disease. International Journal of STD & AIDS, 2018, 29(2): 108–114.

87. SCHLIEP K C, MITCHELL E M, MUMFORD S L, et al. Trying to conceive after an early pregnancy loss: an assessment on how long couples should wait. Obstet Gynecol, 2016, 127: 198–204.

88. The American College of Obstetricians and Gynecologists. Clinical management guidelines for obstetrician-gynecologists: vaginitis in nonpregnant patients, 2019.

89. UTA L,PHILIP D D.Pregnancy termination and potential psychiatric outcomes. Uptodate, 2020: 1–8.